NUTRICION PARA EL
Bienestar

Isabel Martí de Losada

AGRADECIMIENTO

En primer lugar debo agradecer a mi madre quien aún a nuestra edad me apoya cada vez que inicio una nueva aventura en el ámbito del aprendizaje de otra área del conocimiento desconocida para mí. A mi hermana que es un apoyo incondicional a mis proyectos y cree en ellos.

A mis hijos, quienes me ayudaron en la preparación de este libro y también cedieron horas de mi atención a él. Mi reconocimiento a mi esposo que siempre ha estado a mi lado en mis estudios y me ha apoyado.

NUTRICIÓN ORTOMOLECULAR

Definición

Los alimentos y las dietas han jugado un papel importante en la historia de la medicina, el ajo fue usado para tratar problemas de salud en Egipto y Grecia, mientras que en el Siglo XVIII la armada inglesa previno el escorbuto incluyendo en la dieta de sus marinos, limas y limones. Fue por estos viajes oceánicos que pudo observarse por primera vez los estragos de una dieta deficiente en alimentos frescos y ciertos nutrientes.

Desde entonces la medicina se ha preocupado por las deficiencias agudas de nutrientes ocasionadas por una dieta muy pobre en un determinado nutriente, pues estas deficiencias producen enfermedades que de no ser tratadas pueden ser mortales.

Sin embargo, existen deficiencias de nutrientes que no ocasionan una enfermedad carencial pero sí alteran el funcionamiento de nuestro organismo.

A pesar de una dieta más o menos controlada existen ciertos factores que hoy en día hacen difícil estar bien alimentado, por ejemplo, el procesamiento de los alimentos ocasiona pérdida de algunos de sus nutrientes y minerales.

- Consumir azúcar en forma excesiva dificulta la absorción de algunos minerales
- El tabaco es un desmineralizante.
- El estrés ocasiona pérdidas de nutrientes y excesiva actividad del sistema nervioso simpático que reduce el buen funcionamiento de la digestión.
- En estados de ansiedad se multiplican por cinco las necesidades normales de calcio.
- Deficiencias de nutrientes que desde el nacimiento han sido pasados por la placenta.
- El agotamiento de la tierra hace que los alimentos posean menor cantidad de nutrientes así como también que la calidad de los mismos no sea tan óptima como la de hace décadas.
- Los pesticidas y herbicidas afectan la nutrición de las

plantas, provocando así que la composición química de los alimentos se vea modificada.

- El tiempo que pasa desde que los alimentos son cosechados hasta que son consumidos, disminuye su contenido nutritivo.

Estos factores justifican la necesidad de ingerir suplementos nutricionales que aseguren la correcta nutrición.

Medicina ortomolecular significa *conservar una salud óptima y tratar las enfermedades variando las concentraciones de las sustancias que están normalmente presentes en el organismo y que son necesarias para una buena salud.*

La nutrición ortomolecular es una terapia que ve al cuerpo como un todo y a todos sus procesos como interdependientes.

Para que esta terapia sea efectiva es necesario asegurarse de que los nutrientes sean absorbidos a través de la pared intestinal y luego que puedan alcanzar el interior de las células y los órganos, ya que la célula es la unidad funcional de todos los tejidos y tiene la capacidad de realizar de manera individual todas las funciones vitales de carácter esencial.

PRECURSORES

El conocimiento de la nutrición en general y de la nutrición ortomolecular en particular, se debe al trabajo de un reducido grupo de científicos:

T.L. Cleave, Mc Carrison, R.J. Williams, Catherine Kousmine, Linus

Pauling, Jean Signalet, Fred R. Klenner, Archie Kalokerinos, Abram Hoffer entre otros han promulgado la terapia nutricional.

Mc Carrison (1878-1960):

Fue galardonado por sus descubrimientos sobre el bocio en 1913. El gobierno inglés lo nombró director de investigación del estado de sanidad y alimentación en la India, y durante 14 años (1904-1918) estudió los diversos grados de salud de numerosas poblaciones; impresionado por la extraordinaria salud de los Hunzas llegó a cuestionarse si ese pueblo gozaba de una privilegiada herencia genética o si era resultado de determinadas condiciones ambientales. Luego de analizar todos los factores posibles concluyó que se debía a una dieta sin alimentos industrializados. Impactado por sus hallazgos decidió alimentar ratas de laboratorio con alimentos industrializados y descubrió que después de un tiempo adquieren las mismas enfermedades de la civilización.

Catherine Kousmine (1904-1992):

Nació en Rusia, pero la revolución rusa la obligó a emigrar con su familia a Suiza. Estudia medicina y termina en 1928, hace su especialización en Pediatría. Al ejercer como pediatra se sensibiliza con el problema del cáncer al observar la impotencia de la medicina ante esa enfermedad que se lleva a dos de sus pacientes.

Abre un laboratorio en su apartamento con dos amigos, iniciando sus investigaciones con ratas, unas alimentadas con nutrientes vitales y otras con nutrientes desvitalizados.

Con el tiempo la Dra. Kousmine dirá: "Sin saberlo habíamos orientado nuestra investigación hacia lo que se denomina medicina ortomolecular".

A partir de que en 1949 obtuvo excelentes resultados con un enfermo de sarcoma utilizando la corrección alimenticia, y comenzó a aplicar su método en casos de esclerosis múltiple, poliartritis crónica, algunos tipos de cáncer etc.

A través de los años, la doctora Kousmine fue perfilando lo que se convertiría en un método, que hoy utilizan muchos profesionales de la salud, encaminado a utilizar diferentes medios con el objetivo de devolver al propio organismo las capacidades de curación que había perdido. Las bases de este método son la corrección alimenticia, los complementos nutricionales, la higiene intestinal, el equilibrio ácido-base y la inmuno-modulación.

Los alumnos de la Dra. Kousmine crearon en 1985 la Asociación Médica Kousmine Internacional (A.M.K.I.) que organiza seminarios de formación, congresos y publica boletines trimestrales.

Catherine Kousmine murió en 1992, pero la asociación que lleva su nombre, la A.M.K.I, continúa el trabajo que emprendió.

Fred R. Klenner (1907-1984):

Fue un médico investigador americano. Durante los años de 1940 experimentó con el uso de grandes dosis de ácido ascórbico (vitamina C) como terapia para un amplio grupo de enfermedades, en especial polio.

En 1949 Klenner publicó y presentó un informe a la Asociación Médica Americana (A.M.A.) detallando la completa cura de 60 pacientes con polio usando inyecciones intravenosas de ácido ascórbico. Generalmente les administraba de 350 a 700mg por kilo de peso corporal por día.

Publicó 27 informes acerca de las aplicaciones de la vitamina C para tratar más de treinta enfermedades. Su máxima: "el paciente debería tomar grandes dosis de vitamina C en todas las condiciones patológicas mientras el médico determina el diagnóstico".

El inspiró a ampliar la investigación sobre los beneficios de la Vitamina C.

Linus Pauling (1901-1994):

En 1954 le conceden el Premio Nobel de Química por sus investigaciones sobre la estructura de las moléculas, la importancia de las proteínas y de los anticuerpos.

Pacifista antinuclear, presentó ante las Naciones Unidas una petición firmada por más de once mil científicos de todo el mundo en contra de las pruebas con armas nucleares. En 1962 fue galardonado con el Premio Nobel de la paz.

Utilizó por primera vez el término ortomolecular (del griego orto=justo y del latín, molécula) en 1969, en un artículo publicado en la revista Science bajo el título: "Orthomolecular Psychiatry". En este artículo Pauling hacía referencia a los trabajos de Hoffer, que había tratado y mejorado a pacientes psiquiátricos graves afectados de delirios, alucinaciones y psicosis, a base de un tratamiento con suplementos proteínicos, y vitamina C y B_3 en fuertes dosis.

En 1970 publicó el libro "La vitamina C y su uso diario", donde decía que esta vitamina podía prolongar la vida, en decenas de años y proteger de enfermedades como la gripe o el cáncer.

En la década de los setenta Pauling constata que un desequilibrio bioquímico y celular precede a las enfermedades clínicamente detectables, definiendo así el concepto de "enfermedad de la molécula" o "enfermedad celular". Esta es la génesis de la nutrición ortomolecular: modificar la concentración de los nutrientes vitales, induciendo una verdadera reestructuración biológica celular, que necesita habitualmente de la conjunción y sinergia de varios nutrientes, entre ellos vitaminas, minerales, oligoelementos, ácidos grasos, aminoácidos, enzimas etc.

Creó en 1973 el Instituto de Ciencia y Medicina Linus C. Pauling en California, y varias asociaciones nacionales e internacionales de nutrición ortomolecular; falleció en 1994.

Archie Kalokerinos (1927)

Es un físico australiano, se graduó en medicina en la Universidad de de Sidney en 1951 y vivió seis años en Inglaterra. Al volver a Australia fue designado superintendente médico del Hospital de Collarenebie en donde sirvió hasta 1975. En 1978 le concedieron la medalla australiana del mérito por su excepcional investigación científica.

Fue partidario de la polémica teoría de Linus Pauling de que muchas enfermedades resultan de la superproducción de radicales libres y se pueden prevenir o curar con vitamina C. Esto lo condujo a tratar a sus pacientes con altas dosis intravenosas de vitamina C, entre ellos a los niños de la región de Nueva Gales del Sur cuyo índice de mortalidad era muy elevado hasta la intervención del Dr. Kalokerinos.

R. J. Williams

Contribuyó a la evolución de la comprensión del origen

molecular de la enfermedad con el desarrollo del concepto de individualidad bioquímica.

Describió por primera vez la variación y diferencia anatómico-fisiológica entre la gente y su relación con la respuesta individual al ambiente.

Explicó como la satisfacción de las necesidades nutricionales diversas pueden lograr un funcionamiento corporal óptimo entre distintas personas. Afirmó que la alimentación, forma de vida y factores ambientales son determinantes de los patrones de salud.

Descubrió el ácido pantoténico (vitamina B_5).

Abram Hoffer (1917-2009)

Psiquiatra canadiense conocido por su temprano desarrollo de terapias bioquímicamente basadas en el empleo de nutrición y vitaminas para el tratamiento de la esquizofrenia. Esta terapia se conoce como Psiquiatría Ortomolecular.

Hoffer trabajó por varios años en los efectos anticancerígenos de las vitaminas. Colaboró con Linus Pauling en varios aspectos de la medicina ortomolecular, pero en especial con respecto a la acción anticancerígena de la vitamina C.

El tratamiento de Hoffer para la esquizofrenia y la teorías de la medicina ortomolecular siguen siendo tan polémicas que no han sido aún aceptadas por la medicina tradicional.

En una entrevista en 2006, Hoffer indicó que mientras él veía que el cuidado psiquiátrico actual era terrible, sentía que sus teorías y tratamientos empezaban a aceptarse. "estamos tan cerca de la transición que si vivo cuatro ó cinco años, lo veré" (agosto 2006).

Jean Seignalet (1936-2003)

Nació en 1936, luego de obtener la licenciatura y el doctorado, dirigió la cátedra de medicina de la Universidad de Montpellier.

Intrigado por el hecho de que la medicina moderna sea incapaz de dar respuesta al origen de la mayoría de las patologías y se limite a atacar los síntomas, decidió aplicar sus conocimientos multidisciplinarios a establecer si existe o no una relación entre las enfermedades y la dieta.

Tras muchos años de estudio se encontró con que solo una mínima parte de las patologías pueden deberse a la herencia. Que eliminando los factores ambientales, la mayor parte de las enfermedades son consecuencia de la alimentación moderna.

En resumen: Todos los precursores antes citados y en general todos los científicos que pertenecen a la medicina ortomolecular concluyen en la importancia de la alimentación y los suplementos nutricionales para mantener la salud o recuperarla.

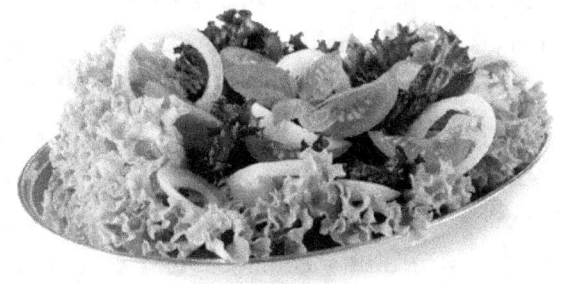

UNA DIETA SANA

Para tratar una enfermedad o un desequilibrio metabólico a través de la Medicina Ortomolecular, se necesita una terapia nutricional que incluye una dieta sana acompañada de suplementos nutricionales y adaptada a cada individuo, pues las dosis y nutrientes indispensables varían de uno a otro paciente. Sin embargo, a grandes rasgos se puede generalizar que una dieta adecuada sería aquella que incluya lípidos, hidratos de carbono, proteínas, vitaminas, minerales, oligoelementos etc. Además debe reducirse el consumo de leche, sal, azúcar, grasas saturadas y alimentos procesados, pues es tan importante lo que se incluye en la dieta como lo que se elimina de ella.

LAS PROTEÍNAS

Las proteínas pueden ser de origen animal o vegetal. Tienen función hormonal, estructural y catalítica, de transporte y protección inmunológica. Intervienen en la coagulación sanguínea y en los procesos de relajación y contracción muscular. Transmiten el impulso nervioso a través de los neuropéptidos y neurotransmisores.

Las proteínas están hechas de aminoácidos, algunos de los cuales no pueden ser manufacturados por el organismo, de ahí que se llamen aminoácidos esenciales y que deban conseguirse a través de la alimentación. Las de origen animal están presentes en las carnes, pescados, aves, huevos y productos lácteos en general. Las de origen vegetal se pueden encontrar abundantemente en los frutos secos, la soja, las algas, las legumbres, los champiñones y los cereales completos. Las proteínas de origen vegetal, tomadas en conjunto, son menos complejas que las de origen animal y necesitan ser mezcladas entre ellas para obtener los aminoácidos esenciales.

Existen tres leyes para valorar la calidad de la proteína que tomamos y que tienen que ver con sus aminoácidos. En primer lugar deben estar presentes todos los aminoácidos, en segundo lugar, deben ser consumidos simultáneamente y por último se deben respetar unas proporciones determinadas.

Una dieta rica en proteínas puede ser muy beneficiosa si la persona no es alérgica a ellas, pero es necesario buscar la cantidad óptima.

LÍPIDOS

Son moléculas orgánicas formadas básicamente por carbono e hidrógeno y oxígeno en porcentajes más bajos. Se caracterizan por ser insolubles en agua pero solubles en disolventes orgánicos como éter, benceno, cloroformo etc.

Los lípidos desempeñan cuatro funciones diferentes: Son la principal reserva energética del organismo: un gramo de grasa produce 9,4 kilocalorías en las reacciones metabólicas de oxidación, mientras que las proteínas y los glúcidos solo producen 4,1 kilocalorías.

Cumplen una función estructural formando las bicapas lípidas de las membranas, recubren órganos y le dan consistencia. Protegen el tejido adiposo de pies y manos.

Los lípidos favorecen o facilitan las reacciones químicas que se producen en los seres vivos.

El transporte de lípidos desde el intestino hasta su lugar de destino se realiza mediante su emulsión, gracias a los ácidos biliares y los proteolípidos.

Las grasas más abundantes en el cuerpo y en la dieta son los triglicéridos.

El organismo tiene una capacidad ilimitada para guardar los triglicéridos en las células grasas. Un exceso de carbohidratos, proteínas o grasas en la dieta se convierten en triglicéridos y guardado en el tejido adiposo.

Los triglicéridos están formados por una molécula de glicerol, a la que se adhieren tres ácidos grasos que pueden ser ácidos grasos saturados, monoinsaturados y poliinsaturados:

Los *ácidos grasos saturados* se encuentran en las grasas y aceites, en especial en las grasas sólidas, en tejidos animales y en algunos productos vegetales como la crema de cacao, aceite de palma, cacahuete y coco. Nuestro cuerpo utiliza esta grasa para producir energía.

Los *monoinsaturados* son más estables y resistentes al oxígeno, la temperatura y la luz que los poliinsaturados (girasol, maíz, etc.) lo cual los hace mejores para cocinar. Estos incluyen el aceite de oliva, almendra, pistacho, aguacate etc.

Felipe Hernández Ramos en su libro "Que tus alimentos sean tu medicina" dice que debemos reivindicar nuestro aceite de oliva, pues previene la trombosis (disminuye los niveles de fibrinógeno en la sangre) y la arteriosclerosis (evita la oxidación de las lipoproteínas). Reduce además el riesgo de padecer cáncer de mama y favorece el buen funcionamiento del hígado.

Los *aceites poliinsaturados* o ácidos grasos esenciales son el ácido oleico, linoléico y linolénico, se llaman esenciales porque el organismo humano no los puede formar, de manera que deben ser ingeridos con los alimentos. Su importancia radica en que junto con la vitamina C ayudan a la formación del colágeno, sustancia responsable de la elasticidad de los tejidos, también ayudan al funcionamiento neuronal y de las células sexuales. Estos ácidos están presentes en los aceites de girasol, calabaza, soja, lino, nueces y en el pescado azul.

Se ha demostrado en muchas ocasiones que las grasas trans, que provienen de aceites poliinsaturados que han sido hidrogenados, fritos y procesados, utilizados en las comidas, margarinas, etc., son dañinas para la salud. Según el Dr Atkins las grasas trans son las responsables del aumento de colesterol y de los problemas cardiovasculares, ya que reducen el colesterol HDL y aumentan el colesterol LDL.

HIDRATOS DE CARBONO

También llamados carbohidratos, azúcares o almidones son compuestos orgánicos formados por carbono, hidrógeno y oxígeno, encontrándose estos dos últimos elementos en la misma proporción que en el agua, 2 a 1.

Los glúcidos son las principales sustancias elaboradas en la fotosíntesis y son almacenadas también en cantidades importantes en el músculo y en el hígado. En el músculo proporciona una reserva que puede ser inmediatamente utilizada como fuente de energía para la contracción muscular y en el hígado sirve como reservorio para mantener la concentración de glucosa en la sangre.

Los hidratos de carbono se clasifican nutricionalmente en simples y complejos, los simples son azúcares de rápida absorción y son energía rápida. Estos generan la inmediata secreción de insulina. Se encuentran en los productos hechos con azúcares refinados, azúcar, miel, mermeladas, jaleas, golosinas, leche, hortalizas y frutas etc.

Los productos elaborados con azúcares refinados aportan calorías y poco valor nutritivo, por lo que su consumo debe ser moderado.

Los carbohidratos complejos son de absorción más lenta y actúan más como energía de reserva, se encuentran en cereales, legumbres, harinas, pan, pastas etc.

Cuando tomamos cualquier alimento rico en glúcidos, los niveles de glucosa en sangre se incrementan progresivamente según se van digiriendo y asimilando los almidones y azúcares que contienen. La velocidad a la que se digieren y asimilan los diferentes alimentos depende del tipo de nutrientes que lo componen, de la cantidad de fibra presente y de la composición del resto de los alimentos presentes en el estómago e intestino durante la digestión.

Para valorar estos aspectos de la digestión se ha definido el índice glucémico de un alimento como la relación entre el área de la curva de la absorción de 50gr de la glucosa pura a lo largo del tiempo con la obtenida al ingerir la misma cantidad de dicho alimento. Este índice es especialmente importante para los diabéticos, pues les permite mantener estable la curva de glicemia en sangre.

El consumo excesivo de alimentos ricos en hidratos de carbono como arroz, patatas o trigo, es causa de obesidad y desequilibra el metabolismo. Sin embargo, el no incluirlos en la dieta puede resultar en desnutrición. Al igual que en el caso de proteínas y grasas, debe conseguirse el punto óptimo para lograr una dieta sana y equilibrada.

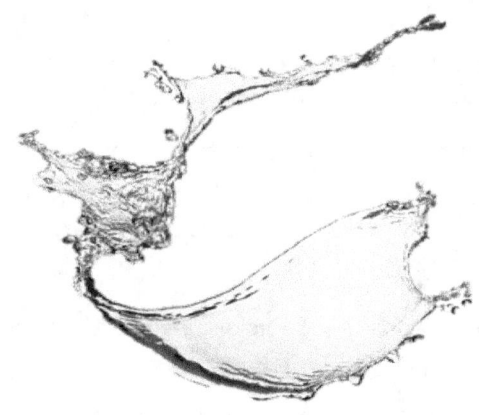

EL AGUA

Mención aparte hacen la mayoría de los nutricionistas ortomoleculares de este vital líquido. El agua es el principal e imprescindible componente del cuerpo humano. El ser humano no puede estar sin beberla más de cinco o seis días sin poner en peligro su vida. El cuerpo humano tiene un 75 % de agua al nacer y cerca del 60 % en la edad adulta. Aproximadamente el 60 % de este agua se encuentra en el interior de las células (agua intracelular). El resto (agua extracelular) es la que circula en la sangre y baña los tejidos.

En las reacciones de combustión de los nutrientes que tiene lugar en el interior de las células para obtener energía se producen pequeñas cantidades de agua. Esta formación de agua es mayor al oxidar las grasas - 1 gr. de agua por cada gr. de grasa que los almidones -0,6 gr. por gr., de almidón-. El agua producida en la respiración celular se llama agua metabólica, y es fundamental para los animales adaptados a condiciones desérticas. Si los camellos pueden aguantar meses sin beber es porque utilizan el agua producida al quemar la grasa acumulada en sus jorobas. En los seres humanos, la producción de agua metabólica con una dieta normal no pasa de los 0,3 litros al día.

Funciones del agua:

El agua a nivel orgánico cumple diversas funciones:
- Es reguladora de la temperatura, nuestro principal mecanismo de refrigeración. Colabora con la imprescindible termogénesis cuando el agua se evapora de la piel por transpiración.
- Forma parte de las mucosas y otros fluidos lubricantes, por ejemplo en el aparato digestivo humedece la comida para asegurar que esta pase sin esfuerzo por el intestino. Las articulaciones también requieren de este maravilloso líquido para evitar fricción y dolor.
- En el agua de nuestro cuerpo tienen lugar las reacciones que nos permiten estar vivos. Forma el medio acuoso donde se desarrollan todos los procesos metabólicos que tienen

lugar en nuestro organismo. Esto se debe a que las enzimas (agentes proteicos que intervienen en la transformación de las sustancias que se utilizan para la obtención de energía y síntesis de materia propia) necesitan de un medio acuoso para que su estructura tridimensional adopte una forma activa.

- Sirve de catalizador de reacciones químicas.
- Posibilita el transporte de nutrientes a las células y de las sustancias de desecho desde las células. El agua es el medio por el que se comunican las células de nuestros órganos y por el que se transporta el oxígeno y los nutrientes a nuestros tejidos. Y el agua es también la encargada de retirar de nuestro cuerpo los residuos y productos de desecho del metabolismo celular.

Es muy importante consumir una cantidad suficiente de agua cada día para el correcto funcionamiento de los procesos de asimilación y los de eliminación de residuos del metabolismo celular, pues el organismo no dispone de una reserva de agua. Las pérdidas producidas por la orina, las heces, el sudor y los pulmones, la piel, etc, deben recuperarse con una ingestión de alrededor tres litros al día, la mitad de ellos provenientes de los alimentos. En caso de que el consumo sea menor puede ocurrir la deshidratación que implica consecuencias sobre la salud, tales como: dolor de cabeza, piel seca y arrugas, estreñimiento, fatiga, falta de concentración, retención de agua, exceso de peso, etc. No existe peligro de exceso de consumo de agua pues esta no se acumula en el organismo sino que se elimina.

Felipe Hernández Ramos en su libro "Que tus alimentos sean tu medicina" hace mención del agua como medio ideal para favorecer los procesos naturales de detoxificación, a nivel intestinal, hepático y renal aconsejando curas anuales de detoxificación. Recomienda la mezcla de litro y medio de agua mineral con extractos de algunas plantas depurativas (alcachofa, diente de león, borraja, romero, etc) enriquecidas con oligoelementos.

Cala Cervera en su libro "La nutrición ortomolecular. Revoluciona tu salud con la medicina del siglo XXI" Habla del test sobre hidratación del Institute for Optimum Nutrition que puede hacerse para determinar deshidratación: "Mantén el brazo caído y relajado durante unos segundos. Observa cómo se hinchan las venas de la mano. Ahora ve subiendo el brazo poco a poco en frente tuyo y no pierdas de vista del dorso de la mano. Si al llegar a la altura de los ojos, las venas siguen hinchadas es que estas deshidratado. Si, por el contrario, las venas van desapareciendo a medida que subes la mano tu nivel de hidratación es bueno.

Cuando nos sentimos mal o bajos de energía solemos buscar soluciones complicadas a nuestros problemas, cuando la respuesta puede ser muy simple: Beber más agua"

Es importante destacar que se debe consumir agua mineral natural, preferiblemente embotellada en vidrio.

ALIMENTOS QUE DEBEN SUPRIMIRSE DE LA DIETA O REDUCIR SU CONSUMO

Además de una dieta equilibrada en la que estén presentes grasas, proteínas, carbohidratos de origen natural y no procesados, los nutricionistas ortomoleculares recomiendan eliminar o disminuir el consumo de lácteos, grasas saturadas, el azúcar y especialmente los alimentos procesados.

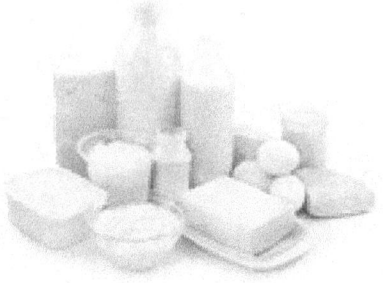

LOS LÁCTEOS:

La leche es una secreción glandular característica de todos los mamíferos. En los mamíferos las hembras poseen unas glándulas especiales destinadas a alimentar a sus crías en las primeras etapas de su vida. Una vez que la cría alcanza un desarrollo suficiente para alimentarse de manera autónoma, la leche es abandonada y no volverá a ser utilizada en la edad adulta. La mayoría de los niños pierden, a medida que crecen, la enzima que permite digerir la lactosa de la leche, como parte natural de su desarrollo coincidiendo con el destete. Sin embargo, el ser humano continúa consumiendo leche de por vida.

La leche humana está hecha para el metabolismo humano y la de vaca para el metabolismo de ese animal. El contenido en grasas y proteínas de la leche de vaca resulta excesivo para el ser humano, y las proporciones de glúcidos y minerales también son distintas. Por otro lado, la leche sirve de vehículo de transmisión entre madre y bebé de una variedad todavía no muy bien conocida de hormonas, anticuerpos y otros factores inmunológicos.

El Dr. Jean Signalet fallecido en 2003 , por muchos años catedrático de la Universidad de Montpellier, en su obra *La Alimentación, la 3ª medicina* expresa: "Muchas personas piensan que prescindir de la leche puede provocarles pérdida de calcio y problemas como la osteoporosis pues la televisión, la prensa y la mayoría de los médicos repiten que la solidez de los huesos depende de su cantidad de calcio y sólo el consumo diario de productos derivados de la leche puede aportarles en cantidad suficiente ese precioso calcio. Sin embargo, yo digo firmemente que NO. El peligro de la falta de calcio es una ilusión. Es cierto que la leche de vaca es rica en calcio pero una vez en el tubo digestivo humano, la inmensa mayoría del mismo es precipitado en forma de fosfato de calcio y expulsado a través de las heces fecales. Sólo una pequeña parte es absorbida. El calcio asimilable es aportado en cantidad más que suficiente por los vegetales: hortalizas, legumbres secas, verduras, carnes crudas y frutos secos y frescos. Además el calcio es un mineral muy abundante en el suelo donde es recuperado por las raíces de las plantas. En definitiva, eliminar de la alimentación la leche animal no provoca carencia de calcio. Al contrario, el régimen hipotóxico -desprovisto de derivados de la leche- acompañado de magnesio y silicio bloquea 70 veces de cada 100 la evolución de la osteoporosis e incluso permite a veces recuperar parte del terreno perdido".

Un cúmulo de evidencias científicas suscita inquietudes sobre los riesgos de salud al consumir leche de vaca y sus derivados. Estos problemas se relacionan con las proteínas, el azúcar, la grasa y los contaminantes que contienen los lácteos. La leche de vaca produce más mucosidad que cualquier otro alimento, un moco espeso, denso, que obtura todo el sistema respiratorio del organismo, que atasca las membranas mucosas e invita a la enfermedad. La fiebre del heno, el asma, la bronquitis, la sinusitis, los resfriados, el goteo nasal y las infecciones de oído se deben principalmente a los productos lácteos. Estas relaciones se pueden comprobar dejando de consumir lácteos si se padece alguna de estas dolencias.

En resumen, existen muchos indicios para pensar que el consumo de productos lácteos puede acarrear problemas de salud. La leche y demás lácteos no son necesarios en la dieta, y tenemos formas de reemplazarlos por otros alimentos más saludables. Las leches vegetales elaboradas con soja, almendra, arroz, etc., son una alternativa para sustituir el consumo de leche de vaca. Pueden consumirse yogures provenientes de leches vegetales, el beneficio de la ingesta de yogur procede de las bacterias que contiene, no del tipo de leche que constituya su medio de cultivo.

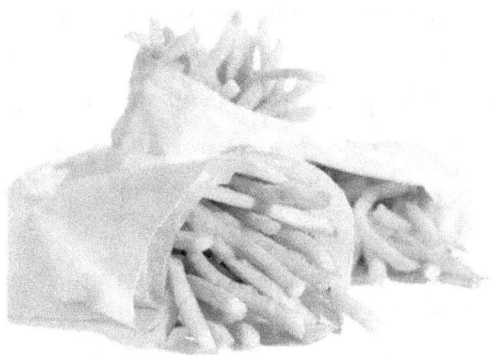

GRASAS TRANS Y GRASAS SATURADAS:

Nacieron como una alternativa al consumo excesivo de grasas saturadas (presentes en alimentos de origen animal), y su relación con los trastornos cardiovasculares y cerebrovasculares. La idea fue hidrogenar parcialmente los aceites líquidos (que, como son de origen vegetal no tienen colesterol), para volverlos sólidos a temperatura ambiente y usarlos en lugar de aquellas otras grasas dañinas. El remedio fue peor que la enfermedad, pues luego de décadas de uso y abuso, se descubrieron sus efectos perjudiciales. Las grasas trans tienen efectos en los niveles de lípidos en la sangre, aumentando el colesterol "malo" -LDL- y disminuyendo el colesterol "bueno"-HDL". Este efecto en el colesterol es el doble de dañino que el efecto de las grasas saturadas sobre el mismo.

Se las llama "grasas fantasma" y se las encuentra en la mayoría de las comidas rápidas, también en productos aparentemente inocentes, como galletitas, bollería o incluso productos de harina integral. Además están presentes en la manteca vegetal, algunas margarinas, tostadas, tentempiés, y algunos otros alimentos fritos o elaborados con aceites parcialmente hidrogenados.

Las autoridades sanitarias de Nueva York prohibieron el uso de aceite de cocina artificial, conocido como grasas 'trans', en restaurantes, con el objetivo de mejorar la salud de la población y reducir las enfermedades cardíacas.

Las autoridades dijeron que el aceite parcialmente hidrogenado que usan las cadenas de comida rápida en todo Estados Unidos incrementa el riesgo de contraer enfermedades coronarias, y le dieron a los establecimientos un período de 18 meses para dejar de usar el aceite. La prohibición de su uso en Nueva York es sólo un eslabón más del proceso mundial contra este tipo de grasas.

Estudios como el presentado en un reporte de investigadores del Harvard School of Public Health de 1999, consideran que por lo menos 30 mil de las muertes al año por ataque cardíaco en los Estados Unidos podría prevenirse si la gente reemplazara las grasas trans por aceites poliinsaturados o monoinsaturados. La American Heart Association coincide con la FAO y la OMS en que hay que disminuir al máximo su consumo para evitar enfermedades cardiovasculares, uno de los mayores problemas de salud para los próximos años.

La FDA requiere que el colesterol dietético y las grasas saturadas sean incluidos en la lista de la etiqueta de los alimentos desde 1993. Al agregar los ácidos grasos trans en la tabla de Información Nutricional de la etiqueta (obligatorio a partir del 1 de enero de 2006), el consumidor podrá conocer por primera vez qué tanto de estos tres elementos - grasas saturadas, ácidos grasos trans y colesterol- contienen los alimentos que ha escogido.

En Norteamérica, también Canadá exige la especificación de grasas trans en las etiquetas de sus productos. El gobierno canadiense, que encargó la elaboración de un informe a un comité de expertos, continúa tomando medidas contra las grasas trans y tiene visos de convertirse pronto en el segundo país del mundo que destierra de su territorio a estos lípidos.

La campaña mundial contra el consumo de grasas de este tipo continua dando sus frutos, cuatro grandes supermercados británicos anunciaron su decisión de retirar los ácidos grasos trans de sus propios productos. Poco tiempo después, grandes empresas como Kellogg's, Nestlé o Cadbury Schweppes secundaron esta medida anunciando su intención de reducir o retirar por completo estos lípidos de sus artículos.

En Islandia y Finlandia se ha reducido la ingesta de grasas 'trans' debido a la decisión de muchos productores de disminuir su presencia en sus artículos. En nuestro país, como en tantos otros, aunque se ha reconocido el efecto nocivo de las grasas trans sobre la salud y se aplica, desde hace unos meses, una normativa de etiquetado nutricional más estricta, no existe una normativa clara sobre el tema.

Wenceslao Moreda, Científico Titular del Instituto de la Grasa, CSIC de Sevilla explica "en nuestro país es el consumidor el que tiene que elegir". "Habría que concienciar a la gente de que hay que buscar lo más sano posible y de que cualquier producto que contenga en la etiqueta una mención 'hidrogenado' o 'parcialmente hidrogenado' muy probablemente contenga grasas trans", apunta este experto.

Wenceslao Moreda recuerda que aunque más caros y costosos, existen procesos como las transesterificaciones, que permiten obtener grasas de textura similar a las trans que no son tan perjudiciales para la salud.

Sin embargo, es necesario destacar que el consumo de grasas es importante para la salud. El doctor Abraham Hoffer en su libro "La Nutrición Ortomolecular. Un nuevo estilo de vida para alcanzar la supersalud." expresó: "Las dietas bajas en grasas son teóricamente equivocadas e ineficaces en el marco de la nutrición clínica moderna. Es más, este tipo de dieta dificulta la absorción de las vitaminas solubles en grasa, proporcionadas normalmente por los alimentos grasos."

En resumen, igual que en otros componentes de nuestra dieta, debemos elegir los que hacen que esta sea sana y consumirlos en cantidades óptimas.

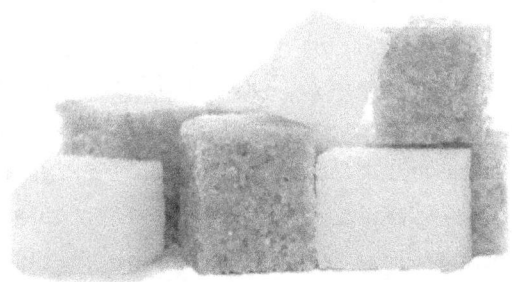

EL AZUCAR

La glucosa es el combustible que utilizan las células para proveer al organismo de la energía necesaria. La sacarosa conocida como azúcar común o de mesa, se extrae de la remolacha azucarera o de la caña de azúcar y es un ingrediente básico para la elaboración de productos de pastelería, bollería, almíbares y refrescos. Se considera el edulcorante natural por excelencia y es el de mayor consumo en la actualidad. Cada gramo aporta 4 kilocalorías. Por lo tanto, es importante diferenciar entre glucosa de la sangre y azúcar o sacarosa. La glucosa es fundamental para llevar a cabo muchas de las funciones del organismo por lo tanto este dispone de un sistema muy sofisticado de regulación de la glucosa para garantizarnos un nivel estable.

Cuando ingerimos una dieta que contenga carbohidratos complejos, proteínas y grasas, la digestión genera una producción de glucosa que acompañada por la fibra presente en los alimentos de origen natural, entra lentamente en la sangre aportándonos una energía duradera. Si por el contrario, ingerimos alimentos ricos en azúcar (bollería, zumos con azúcar añadido, etc.), éste no tiene que ser casi digerido, entra rápidamente en la sangre, ocasionando un aumento desproporcionado y violento de los niveles de glucosa en sangre. Como consecuencia de esto el páncreas produce grandes cantidades de insulina, la cual se encarga de enviar la glucosa a las células y así se reduce el nivel sanguíneo. Al ocurrir esto de forma brusca, provoca lo que se denomina un bajón de azúcar con los consiguientes síntomas tales como falta de concentración, temblores, agotamiento, irritabilidad, mareo, malestar, etc., y necesidad de comer algo con azúcar.

El consumo excesivo de azúcar es dañino para la salud, pues no aporta proteínas, lípidos, vitaminas, minerales, etc. Por otro lado, favorece el aumento del nivel de triglicéridos y la obesidad.

En el metabolismo del azúcar se consumen importantes cantidades de vitaminas del grupo B y minerales como el calcio.

Cala Cervera (nutricionista ortomolecular) en su libro "La nutrición ortomolecular. Revoluciona tu salud con la medicina del siglo XXI" expresa: " En mi experiencia clínica los problemas de salud más comunes relacionados con la ingesta de azúcares son la ansiedad, depresión, retención de líquidos, dolores de cabeza, exceso de colesterol y triglicéridos, acidez estomacal, agotamiento, candidiasis crónica y problemas intestinales, osteoporosis y síndrome pre menstrual"

El Instituto de Nutrición e Higiene de los Alimentos, organismo del gobierno de Cuba, centro colaborador de la Organización Mundial de la Salud recomienda disminuir el consumo de todo tipo de dulces, así como de bebidas endulzadas. Disminuir la cantidad de azúcar que añade a la leche, yogur, jugos de frutas, batidos, infusiones y a cualquier otro alimento. Consumir preferiblemente las frutas frescas. Endulzar los alimentos con azúcar parda o la miel.

El doctor Abraham Hoffer (doctor en medicina y doctor en filosofía) en el libro antes mencionado sobre nutrición ortomolecular escribió: "Habría que erradicar la sacarosa y convertirla en combustible para automóviles. La sacarosa no es apta para el consumo humano......, al menos debería ser obligatorio que los paquetes de azúcar llevaran la siguiente etiqueta: "<el consumo de este producto puede ser muy perjudicial para la salud>"

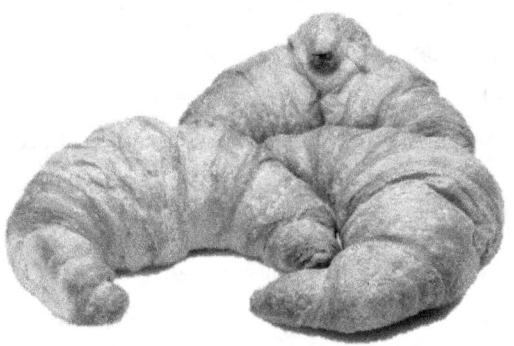

ALIMENTOS PROCESADOS

Los mejores alimentos son los alimentos naturales o biológicos, pues contienen proteínas, vitaminas, minerales, etc. El procesamiento industrial de los alimentos destruye la mayor parte de sus nutrientes.

Las plantas fabrican alimentos con los que nutrirse, los seres humanos, no. El ser humano come y digiere los alimentos para aportar al organismo los nutrientes esenciales que se transformarán en energía o en componentes estructurales. En ausencia de estos componentes se produce de inmediato un desequilibrio en el organismo humano.

Ningún alimento transformado contiene las dosis óptimas de micronutrientes esenciales, por lo que es preferible comer una naranja que beber su zumo, una patata que un puré instantáneo, la harina integral que la blanca, el arroz integral que el refinado, etc.

Un estudio realizado por OCU (Organización de Consumidores y Usuarios) para determinar la cantidad de azúcares simples añadidos que contienen ciertos alimentos procesados que se consumen de forma habitual, analizó especialmente productos lácteos azucarados, refrescos y productos para desayuno o merienda. De acuerdo a dicho estudio el principal problema al que se enfrenta el consumidor es que no tiene forma de conocer cuánto azúcar añadido contiene un determinado producto, de ahí que se hable de azúcar oculto.

"El azúcar simple añadido no tiene ningún interés nutricional aparte del puro aporte calórico, por este motivo se recomienda que no represente más del 10% del aporte energético diario. Por razones de salud se aconseja no abusar del azúcar añadido: la sustitución de alimentos con una presencia natural de azúcares (frutas, legumbres, cereales...) por alimentos procesados ricos en azúcares añadidos (como los bollos, los refrescos o los lácteos azucarados) es una de las causas de la obesidad infantil; como consecuencia de la obesidad, existe una relación entre el exceso de azúcares añadidos y las enfermedades cardiovasculares; los azúcares sencillos contribuyen decisivamente al desarrollo de la placa bacteriana y, por lo tanto, a la caries dental." , menciona el referido estudio.

Otro problema vigente en los alimentos procesados es la sal

añadida a ellos. En países como el Reino Unido, Irlanda y EEUU, un 80% del contenido de sal procede de alimentos procesados, y de éste, el 20% de la carne y productos derivados. Cerca del 35% procede de alimentos como los cereales. La reducción de sal en estos alimentos representa un desafío tecnológico y de seguridad para los productores. Además del gusto, la sal desempeña una amplia variedad de funciones. En productos de carne procesados, por ejemplo, la sal está implicada en la activación de proteínas que aumentan los efectos antibacterianos. Teniendo en cuenta que las necesidades diarias de sal son pequeñas (unos 4 gramos de sal por día), y que abusar de ella puede estar relacionado con hipertensión, mirar de reducir el contenido en los alimentos parece algo necesario. Según la Organización Mundial de la Salud (OMS) el consumo de sal en personas adultas no debería superar los 6 gramos al día. Para los niños hasta 10 años, el límite está en los 4 gramos, y para los menores de 7 años, los 3 gramos.

Por último y no menos importante está el cúmulo de aditivos químicos, colorantes, antioxidantes, etc., que contienen todos los alimentos procesados y que desvirtúan su contenido en nutrientes y en general los empobrecen, pues el organismo no está preparado para incorporar la mayor parte de esos químicos.

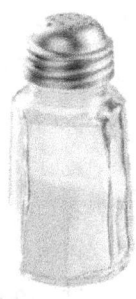

IMPORTANCIA DE LOS SUPLEMENTOS NUTRICIONALES

LAS VITAMINAS

Como se ha explicado anteriormente, diversos factores hacen que aunque se ingiera una dieta "balanceada", es muy difícil que el organismo reciba todos los nutrientes indispensables para su correcto funcionamiento y lograr así una vida sana; por lo tanto, es necesario el uso de suplementos nutricionales en la mayoría de los casos.

El término Vitamina se le debe al Bioquímico polaco Casimir Funk quien lo planteó en 1912. Consideraba que eran necesarias para la vida (vita) y la terminación Amina es porque creía que todas estas sustancias poseían la función Amina.

Las vitaminas son sustancias orgánicas imprescindibles en los procesos metabólicos que tienen lugar en la nutrición de los seres vivos. No aportan energía, puesto que no se utilizan como combustible, pero sin ellas el organismo no es capaz de aprovechar los elementos constructivos y energéticos suministrados por la alimentación. Normalmente se utilizan en el interior de las células como precursoras de las coenzimas, a partir de los cuales se elaboran los miles de enzimas que regulan las reacciones químicas de las que viven las células.

Todas las vitaminas tienen funciones muy específicas sobre el organismo y deben estar contenidas en la alimentación diaria para evitar deficiencias. No hay alimento mágico que contenga todas las vitaminas.

Las vitaminas deben ser aportadas a través de la alimentación, puesto que el cuerpo humano no puede sintetizarlas. Una excepción es la vitamina D, que se puede formar en la piel con la exposición al sol, y las vitaminas K, B1, B12 y ácido fólico, que se forman en pequeñas cantidades en la flora intestinal. Son sustancias indispensables en la nutrición de los seres vivos.

En tan solo veinte años (de 1928 a 1948) se identificaron todas las vitaminas; se determinó su estructura química; se produjeron de forma sintética en el laboratorio y se estableció su papel en los procesos nutritivos.

Vitamina A

La vitamina A se descubrió en 1913, cuando los investigadores encontraron que ciertos animales de laboratorio dejaban de crecer si la manteca (hecha con grasa de cerdo) era la única forma de grasa presente en la dieta, pero, si se suministraba mantequilla en vez de manteca (la dieta en otros aspectos permanecía igual) los animales crecían y se desarrollaban. Los estudios posteriores con animales demostraron que la yema de huevo y el aceite de hígado de bacalao contenían el mismo factor alimenticio vital, que se denominó vitamina A.

Más adelante se estableció que muchos productos vegetales mostraban las mismas propiedades nutricionales de la vitamina A en la mantequilla; se encontró que contenían pigmentos amarillos denominados carotenos; el cuerpo humano puede convertir algunos de ellos en vitamina A.

Es esencial para el organismo, pertenece al grupo de las vitaminas liposolubles. Los seres humanos obtienen la vitamina A de los alimentos ya sea como vitamina A preformada (retinol) o como carotenos que el cuerpo puede convertir a retinol. El beta-caroteno es el más importante en las dietas humanas y de los otros carotenos es el que mejor se convierte en retinol. Se ha determinado que seis moléculas de beta-caroteno son necesarias para producir una molécula de retinol, por lo tanto, se necesitan 6 µg de caroteno para producir 1 µg de retinol, es decir 1 ER.

Funciones

-

Protege contra las infecciones manteniendo las mucosas en un estado óptimo. Es indispensable para una buena salud ocular, pues la vitamina A es un importante componente de la púrpura visual de la retina, y si hay carencia de vitamina A, la capacidad de ver con luz tenue se reduce, lo que se denomina ceguera nocturna. Mantiene en estado saludable la piel y el cabello. Es necesaria para el crecimiento y desarrollo de los huesos y los dientes. Previene la anemia y favorece el crecimiento de los niños. En el sistema reproductivo contribuye en la función normal de reproducción, contribuyendo a la producción de esperma así como también al ciclo normal reproductivo femenino, colabora en el control del nivel de estrógenos. Debido a su papel vital en el desarrollo celular, la vitamina A ayuda al desarrollo normal del feto. Por otra parte, mejora la síntesis de las proteínas.

Estimula las funciones inmunes, entre ellas la respuesta de los anticuerpos y la actividad de varias células producidas por la medula ósea que interviene en la defensa del organismo como fagocitos y linfocitos. Como antioxidante previene el envejecimiento celular y la aparición de cáncer especialmente el de pulmón, boca y estómago, así como el cáncer de mama. Inhibe el crecimiento del cáncer de piel y mejora las condiciones de los enfermos de leucemia o aquellos que se están tratando con quimioterapia.

También se ha demostrado que la Vitamina A previene la aparición de enfermedades del corazón y ayuda a los enfermos crónicos de pulmón a respirar mejor. Sus propiedades antidegenerativas resultan útiles en el tratamiento de enfermedades como el Alzheimer. Por sus efectos antioxidantes previene la acción de los radicales libres que pueden facilitar la esclerosis auditiva y la aparición de la sordera.

En el sistema inmunitario previene la aparición de muchas enfermedades contagiosas, especialmente del aparato respiratorio: anginas, gripe, resfriado, faringitis, sinusitis, bronquitis. Tiene propiedades antibacterianas que le permiten prevenir la expansión de las verrugas o las infecciones vaginales.

Necesidades diarias

La dosis necesaria de esta vitamina es de 4500 UI en hombres y 3500 UI en mujeres. Estas dosis pueden variar de acuerdo a otras condicionantes o necesidades especiales, como en aquellas en que se produce una mala absorción de la misma (colitis ulcerosa, enfermedad de Crohn, pancreatitis, enfermedades hepáticas, etc.) o una perdida anormal (derrames, menstruaciones muy abundantes, etc.).

Un adulto sano no debería superar la ingesta de más de 5.000 UI. Puede haber intoxicación cuando se ingiere una dosis elevada de vitamina A en forma de retinol diariamente y durante un periodo largo de tiempo. No sucede lo mismo en el caso de los carotenos que se pueden consumir en cantidades altas sin riesgo para la salud. En todo caso, podrían producir una pigmentación amarilla de la piel que desaparecería con la suspensión de la ingesta.

Los síntomas de una intoxicación de carácter leve son náuseas, vómitos, piel seca, diarrea, pérdida de pelo, piel escamosa e irritada y, en los casos más graves, fragilidad ósea, aumento del tamaño del hígado y bazo, menstruaciones irregulares, visión borrosa, etc.

Principales fuentes naturales

En el reino animal se encuentra en los productos lácteos, la yema de huevo y el aceite de hígado de pescado, el hígado y otras vísceras, sin embargo todas estas fuentes tienen un alto contenido de grasas saturadas y colesterol. Por otra parte se encuentra, también, en todos los vegetales amarillos, rojos, o verdes oscuros; zanahoria, batata, calabaza, zapallo, ají, espinacas, radiccio, lechuga, brócoli, coles de Bruselas, tomate, espárrago. En las frutas el mayor contenido se encuentra en: damasco, durazno, melón, papaya, mango, mamón. Como regla general cuanto más intenso sea el color de la fruta o verdura, mayor es el contenido de betacaroteno.

Vitamina B

Las Vitaminas B abarcan un gran número de sustancias que cumplen funciones en el metabolismo de todas las células vivas. Actuando como coenzimas trabajan en forma conjunta con las proteínas en varios de los sistemas enzimáticos de nuestro organismo.
Las Vitaminas B cumplen sus funciones en forma conjunta, es por ello que un consumo deficitario de una o más de ellas puede causar deficiencias en las restantes, obstaculizando su utilización. Se caracterizan por ser hidrosolubles y no son almacenadas en el cuerpo. Deben ser reemplazadas diariamente y cualquier exceso es eliminado.
Si bien las vitaminas B trabajan en conjunto, cabe destacar algunas de sus funciones individuales:

La Vitamina B1 (Tiamina)

La Vitamina B1 es la encargada de la conversión de carbohidratos en glucosa, la cual posteriormente es quemada por el cuerpo para obtener energía. También es importante para el funcionamiento del sistema nervioso.

La Tiamina pertenece al complejo de Vitaminas B y fue descubierta en 1912 cuando se trataba de encontrar la cura a una enfermedad llamada 'beriberi'. En aquel momento, la alimentación se basaba en el consumo de cereales refinados, y estos carecen de vitaminas B, por ello surge esta dolencia.

Como consecuencia de esta enfermedad, ya en el siglo XX, se obligó a suplementar los cereales con vitamina B. En la actualidad, todos los cereales refinados llevan añadida la vitamina B, y si bien esta enfermedad se considera erradicada, solo puede aparecer en algunos países en vías de desarrollo.

Finalmente en 1926, Casimir Funk identificó la Tiamina en su forma pura y por ser la primera vitamina hidrosoluble del grupo B descubierta fue bautizada B1.

Funciones

La tiamina interviene en la transformación de los alimentos en energía y en el proceso de absorción de glucosa por parte del sistema nervioso.

Cuando se nombra al sistema nervioso se incluye al cerebro, ya que esta vitamina es esencial para que el mismo pueda absorber la glucosa de manera adecuada.

El buen estado de uno de los sentidos como la vista, también depende de la tiamina, para funcionar óptimamente, y así no padecer enfermedades como glaucoma (donde se han detectado niveles muy bajos de esta vitamina).

Necesidades diarias

Se considera necesario entre 1 y 1,5 mg por día.

Principales fuentes naturales

Alimentos de origen animal como carnes (principalmente en la carne de cerdo y el hígado de ternera) y lácteos son fuentes de B1.

También se halla en frutos secos, los cereales integrales y todos sus derivados, los guisantes, las naranjas, las patatas, coles, espárragos Siempre que los cereales hayan pasado por el proceso de refinación, deben ser suplementados con Vitamina B1, ya que en ese proceso es donde se pierde la tiamina.

La Vitamina B2 (Riboflavina)

La Vitamina B2, originalmente descubierta en 1933, pertenece al complejo de vitaminas B y de las vitaminas hidrosolubles. Es conocida también como riboflavina, cuyo nombre deriva del latín flavus, que significa amarillo, color característico de la misma. Una de sus características principales es que es de fácil absorción y las pequeñas cantidades que se depositan en el organismo lo hacen en hígado y riñón. Se elimina a través de la orina de acuerdo a la cantidad que se haya ingerido.

Funciones

Favorece la absorción de carbohidratos, grasas y proteínas. Es esencial para la oxidación celular. Interviene en la transformación de los alimentos en energía y en la regeneración de los tejidos del organismo. Es fundamental para la producción de enzimas tiroideas, ayuda a conservar una buena salud visual y el buen estado de las células del sistema nervioso.

Produce glóbulos rojos en conjunto con la niacina y piridoxina y mantiene al sistema inmune en perfecto estado.

Complementa la actividad antioxidante de la vitamina E.

Necesidades diarias

Sus necesidades diarias son de 0,4 mg para niños y de 1,4 mg para adultos.

Principales fuentes naturales

Está presente en la leche y sus derivados, el hígado, vísceras, las carnes como la de ternera, cerdo, cordero y los pescados.

También se encuentra en las espinacas, espárragos, aguacates (paltas), levaduras y hongos, germen de trigo y cereales integrales.

La Vitamina B3:

Se presenta en forma de ácido nicotínico y nicotinamida directamente a través de los alimentos. Nuestro organismo es capaz de sintetizarla a partir del aminoácido L-triptófano, que se obtiene con la ingesta de alimentos, salvo cuando la persona tiene deficiencias de vitaminas B1, B2 y B6; en ese caso no será capaz de fabricar su propia vitamina B3 a partir del triptófano.

Funciones

Interviene junto a otras vitaminas del complejo B en la obtención de energía a partir de los glúcidos o hidratos de carbono y estabiliza la glucosa en sangre. Mantiene el buen estado del sistema nervioso en unión de la piridoxina (B6) y la riboflavina (B2).

Permite el perfecto fluido sanguíneo mejorando el sistema circulatorio, ya que relaja los vasos sanguíneos otorgándoles elasticidad a los mismos. Junto con otras vitaminas del complejo B, mantiene la piel y las mucosas digestivas sanas.

Necesidades diarias

Los requerimientos diarios de niacina son de 6 a 12 mg para niños y de 12 a 18 mg para adultos.

Principales fuentes naturales

La vitamina B3 se puede encontrar en carnes de ternera, de aves, de cordero y de cerdo. El hígado, los pescados, en especial el atún ya que posee altos niveles de esta vitamina.

También la contienen la leche y sus derivados, los huevos, los cereales integrales, guisantes, patatas, alcachofas y cacahuetes. Son fuentes de triptófano en el reino vegetal la avena, los dátiles y el aguacate.

Vitamina B5 (ácido pantoténico)

Anteriormente supuesto como vitamina B5, el ácido pantoténico, es necesario para la asimilación de carbohidratos, proteínas y grasas indispensables para la vida celular.

Al igual que la Vitamina B12, este compuesto no se encuentra en ningún alimento de origen vegetal, por lo tanto, los vegetarianos totales son candidatos a presentar síntomas de ausencia de ácido pantoténico.

Interviene como componente de la coenzima A y de otras moléculas importantes.

Funciones

Desempeña un papel muy importante en el funcionamiento del metabolismo celular y del sistema nervioso e inmunitario. Esta vitamina se utiliza en el tratamiento de las alopecias, enfermedades de las uñas y calambres del embarazo. También, y sobre todo se utiliza en el tratamiento de acné, ya que prácticamente no tiene efectos secundarios y da muy buenos resultados.

Necesidades diarias

Las dosis requeridas diarias son de 5 mg para niños y de 10 mg para adultos.

Principales fuentes naturales

Se encuentra en la mayoría de los alimentos, sobre todo en huevos de ave y de pescado, hígado, riñón, lácteos y levadura. Fuentes de origen vegetal: Calabaza, cacahuetes, levadura de cerveza, pimiento dulce, tofu, arroz integral, almendras, pipas de girasol, entre otros.

La Vitamina B6 (Piridoxina)

Juega el papel de coenzima en la ruptura y utilización de carbohidratos, grasas y proteínas. Facilita la liberación de glucógeno del hígado y músculos. También participa en la utilización de energía en el cerebro y de los tejidos nerviosos, y es por tanto esencial para la regulación de sistema nervioso central.

Se presenta en tres formas: piridoxal, piridoxamina y piridoxina. Esta última, la piridoxina, en su forma activa como piridoxal fosfato, es una coenzima que interviene en múltiples procesos químicos de nuestro cuerpo, la mayoría de los mismos están dirigidos a la síntesis de neurotransmisores.

Funciones

Interviene en la transformación de hidratos de carbono y grasas en energía para el organismo. Interviene en el proceso metabólico de las proteínas.

Mejora la circulación general porque disminuye los niveles de homocisteína. Ayuda en el proceso de producción de ácido

clorhídrico en el estómago. Mantiene los sistemas nervioso e inmune en buen estado. Interviene en la formación de hemoglobina en sangre.

Es fundamental su presencia para la formación de Niacina o vitamina B3 y ayuda a absorber la vitamina B12 o cobalamina.

Necesidades diarias

Los requerimientos diarios promedio de vitamina B6 son de 0,5 mg para niños y 1.6 mg para adultos.

Principales fuentes naturales

La principal fuente son las carnes, de ternera, de cerdo, aves, cordero. Los mariscos y el hígado de pescado también son alimentos muy ricos en piridoxina, al igual que la yema de huevo, las nueces y los lácteos.

En general en los vegetales la presencia de vitamina B6 es baja.

Vitamina B8 (biotina).

Supuesta originalmente como vitamina B8, este compuesto juega un importante papel en el metabolismo de hidratos de carbono, proteínas y grasas. Cataliza la fijación de dióxido de carbono (en la síntesis de ácidos grasos). La vitamina B8 es también conocida como vitamina H.

Funciones

Es esencial para el metabolismo de grasas y proteínas. Ayuda al tratamiento de la calvicie, así como a que el cabello no se vuelva blanco. Alivia dolores musculares, el eczema y la dermatitis. También ayuda a combatir la depresión y la somnolencia. Estimula el crecimiento.

Necesidades diarias

En lo que refiere a su consumo mínimo diario, se le ha asignado un valor provisional de 100 a 200 µg al requerimiento diario de biotina en adultos.

Principales fuentes naturales

Hígado, nueces, mantequilla de cacahuete, judías, yema de huevo y coliflor.

Vitamina B9 (Ácido Fólico)

La vitamina B9 es conocida también con el nombre de ácido fólico. También soluble en agua, es una de las vitaminas más importantes para nuestro organismo siendo absorbida en el tracto gastrointestinal y almacenada en el hígado.

Funciones

Participa en la síntesis de ADN, es decir, en la formación del material genético, por eso es fundamental un aporte adecuado durante las primeras fases de gestación, donde se produce la multiplicación y división de las células. Además, la vitamina B9 participa también en la producción y maduración de los glóbulos rojos (células sanguíneas portadoras de oxígeno a las células y tejidos del cuerpo) y de los glóbulos blancos, encargados de combatir las infecciones.

Interviene en la formación de algunos neurotransmisores, entre ellos la serotonina -que regula el estado de ánimo y el sueño- y la noradrenalina. Aumenta la secreción de leche materna. Facilita la digestión y previene la formación de llagas en la boca.

Necesidades diarias

Las cantidades recomendadas de ácido fólico dependen principalmente de la edad de la persona y del periodo fisiológico (infancia, adolescencia, embarazo, lactancia, etc.) y deben ser siempre determinadas por un profesional de la salud.

Principales fuentes naturales

Esta vitamina está presente en los vegetales de hoja verde oscuro, levadura de cerveza, melón, albaricoques, calabazas, aguacates, alubias, trigo integral, harina oscura de centeno, germen de trigo, soja, endibias, hígado y yema de huevo y frutas.

Vitamina B12 (Cobalamina)

Es esencial para el funcionamiento de todas las células del cuerpo especialmente aquellas de la médula ósea, vías gastrointestinales y sistema nervioso. Esta vitamina perteneciente al complejo B fue descubierta en 1948. También se la conoce como cobalamina debido a que en su estructura química encontramos cobalto. Se la encuentra en diferentes formas siendo las mas activas la hidroxicobalamina y la cianocobalamina. Es esencial para que nuestro organismo funcione bien, ya que sin esta vitamina el cuerpo no puede sintetizar glóbulos rojos. Si la cobalamina no se encuentra en los niveles adecuados, el sistema nervioso, el corazón y el cerebro no desarrollan bien sus funciones.

La vitamina B12 se almacena en el hígado (80%); el metabolismo la va utilizando a medida que el organismo lo necesita, las cantidades que se almacenan pueden satisfacer nuestras necesidades por un periodo de 3 a 5 años.

La cobalamina es obtenida a través de las proteínas de los alimentos de origen animal, durante el proceso digestivo, para ello es necesaria la participación de las enzimas del jugo gástrico y de un componente llamado factor intrínseco. Cuando existe una gastritis atrófica o déficit de factor intrínseco, puede aparecer una carencia de esta vitamina. Esto se produce normalmente en personas mayores de 50 años y afecta al 40% de las personas mayores de 80 años.

Funciones

Interviene en la síntesis de ADN, ARN, proteínas, y neurotransmisores y en la formación de glóbulos rojos.

Mantiene la vaina de mielina de las células nerviosas y el buen funcionamiento del sistema inmune.

Es necesaria en la transformación de los ácidos grasos en energía y para el metabolismo del ácido fólico. Ayuda a mantener la reserva energética de los músculos

Fuentes de Vitamina B12 o Cobalamina

-

Los alimentos ricos en B12 son las vísceras como el hígado, riñones, y en general las carnes, huevos y lácteos. De los pescados podemos nombrar el atún y las sardinas así como también las almejas. Esta vitamina se encuentra presente de forma natural solo en el reino animal.

En el reino vegetal, la presencia de vitamina B12 es casi nula, por lo tanto los vegetarianos estrictos presentan carencia o déficit de esta vitamina, y como consecuencia de ello necesitan completar su dieta con suplementos vitamínicos.

Vitamina B13

(Ácido orótico), es una vitamina de la que se sabe aún muy poco, aunque si se sabe que la destruye el agua y la luz solar. Es también llamada ácido primidinecarboxílico.

<u>Funciones</u>

Esta vitamina es la encargada de metabolizar el ácido fólico y la vitamina B12, que ayuda en el tratamiento de la esclerosis múltiple y posiblemente previene ciertos problemas del hígado y la vejez prematura. Es un precursor de los ácidos nucleicos. Junto con la vitamina B6 y la B13 participa en las litiasis renales. Hace descender el nivel de ácido úrico en la sangre y orina. Multiplica la proliferación de flora intestinal.

<u>Necesidades diarias</u>

No se ha determinado la dosis diaria necesaria.

<u>Fuentes de Vitamina B13</u>

Se encuentra en las raíces comestibles.

Vitamina B15   (ácido pangámico)

Se descubrió en 1952, cuando pudo ser aislada por primera vez, posteriormente se descubrió que es una sustancia que está presente en numerosas plantas.
Su absorción y actividad mejora cuando es ingerida junto a las vitaminas A y E.

<u>Funciones</u>

Es un antioxidante y por tanto protege las células.

Es ante todo fuente de oxígeno ya que facilita su absorción en todos los tejidos. Ayuda a la síntesis de las proteínas, estimula las respuestas del sistema inmunológico, protege el hígado de la cirrosis, baja los niveles de colesterol en la sangre, alivia los síntomas de la angina y del asma, protege de los agentes contaminantes, acelera la recuperación de la fatiga, evita la resaca, neutraliza el deseo de alcohol y prolonga el promedio de vida de las células.

Necesidades diarias

No se ha determinado aún una dosis diaria a recomendar.

Fuentes naturales de Vitamina B15

Levadura, semillas de sésamo y calabaza y los cereales integrales.

Vitamina B17 (laetrile).

Sabemos aún muy poco sobre ella. Es una vitamina muy controvertida entre los científicos. Sin embargo, se cree que su déficit provoca poca resistencia al cáncer.

Debe ser tomada en pequeñas dosis porque una parte de su molécula es el conocido cianuro.

Necesidades diarias

Las dosis diarias recomendadas no han sido determinadas

<u>Fuentes de Vitamina B17</u>

Interior de semillas de ciruela, melocotón, albaricoque, manzana y mandarina.

Vitamina C:

Conocida también como ácido ascórbico o ascorbato, fue descubierta formalmente en 1912 por los noruegos A. Hoist y T. Froelich, forma parte del grupo de las vitaminas hidrosolubles junto con las B y es de gran importancia para el normal crecimiento y desarrollo de nuestro organismo. La identificación de su necesidad se remonta a 1747 cuando el cirujano naval escocés James Lind detectara que los cítricos combatían el escorbuto.

<u>Funciones de la vitamina C:</u>

Ayuda a absorber el hierro, a fabricar hormonas adrenocorticales, polisacáridos y colágeno. La vitamina C previene la oxidación de los nutrientes en el organismo, promueve la cicatrización de las heridas y fabrica leucocitos que se encargan de combatir las infecciones y limpiar el organismo de toxinas medioambientales y farmacológicas. Conforma los huesos, los dientes, los cartílagos y mantiene la permeabilidad capilar. Combate el estrés emocional y medioambiental y protege el sistema circulatorio de los sedimentos grasos. Estudios dietéticos han demostrado que aunque las dietas sean altas en colesterol, si son ricas en Vitamina C, acaban generando una disminución del colesterol.

La vitamina C es necesaria para la formación de colágeno, para la correcta cicatrización de heridas, reparación y mantenimiento de los tejidos de las diferentes partes del cuerpo y también para la síntesis o producción de hormonas y neurotransmisores. Al igual que otras vitaminas, es un poderoso antioxidante.

Puesto que nuestro cuerpo no produce vitamina C, debemos incorporarla a través de los alimentos.

Necesidades diarias:

El ácido ascórbico es el complemento vitamínico más común. Tras la publicación del libro de Linus Pauling, La Vitamina C y el Resfriado Común, aumentó su consumo.

La cantidad que se debería ingerir a diario para mantener una concentración óptima es de 200 mg. Sin embargo, esa cantidad puede ser insuficiente para algunos individuos, aquellos con problemas de absorción, los fumadores, los ancianos, diabéticos, personas sometidas a estrés, alérgicos, toxicómanos, etc.

Principales fuentes de Vitamina C:

El ácido ascórbico abunda en los cítricos, moras, melones, tomates, pimientos verdes, col cruda y hortalizas de hojas verdes. También nos podemos encontrar vitamina C, además de en otras frutas y patatas, en órganos animales, como hígado. Otras fuentes son las frutas como manzana, kiwi, mango, papaya, sandía y en los vegetales tales como los espárragos, coliflor, coles de Bruselas, brócoli y batata.

Vitamina D

La vitamina D, también llamada calciferol, pertenece al grupo de las vitaminas liposolubles.

La vitamina D, ingerida en la alimentación, es absorbida junto a las grasas con la ayuda del buen funcionamiento del páncreas y de las vías biliares. Se almacena principalmente en el hígado aunque también en otras partes del cuerpo como la piel, el cerebro, el bazo y los huesos.

La luz solar es una fuente importante de vitamina D dado que los rayos UV dan inicio a las síntesis de vitamina D en la piel.

Ante el estímulo de la luz solar el 7-dihidrocolesterol se convertirá en colecalciferol (pro-vitamina D3) y el ergosterol en ergocolesterol (pro-vitamina-D2). Necesitan aún otra transformación para convertirse en las formas activas de la vitamina D. Esta transformación se da en 2 pasos, siendo la primera en el hígado y la última en el riñón. La síntesis de vitamina D depende de la pigmentación de la piel y del grado de exposición a la luz solar.

La piel oscura (con mayor pigmentación) restringe el paso de los rayos ultravioletas y así sintetiza menos vitamina D, entonces la síntesis será menor ante una pigmentación mayor.

En lo que respecta a su conservación, es una vitamina estable, no es destruida durante la cocción y puede ser conservada durante un largo período. Se deteriora u oxida al entrar en contacto con la luz y el oxígeno.

Funciones

El rol más importante de esta vitamina es mantener los niveles de calcio y fósforo normales. Estimula la absorción intestinal de calcio y fósforo y su reabsorción en los riñones. Regula el metabolismo de estos minerales los cuales son vitales para el crecimiento y

desarrollo normal de huesos y dientes.

En conjunto con la hormona paratiroidea ,calcitonina (producida por la glándula tiroides) y los estrógenos, la vitamina D mantiene los niveles del calcio. La vitamina D aumenta la liberación de fósforo y calcio desde el hueso. La hormona paratiroidea (PTH o parathormona, producida por las glándulas paratiroideas) aumenta la activación de la vitamina D en su forma activa en el riñón.

Participa en el crecimiento y maduración celular y fortalece el sistema inmune ayudando a prevenir infecciones.

Así mismo la vitamina D intervendría en la secreción de insulina del páncreas, posiblemente a través del mantenimiento de los niveles del calcio sérico, el cual es importante para una adecuada secreción de insulina.

Los niveles de calcio son esenciales para la transmisión del impulso nervioso y la contracción muscular. La vitamina D al regular los niveles de calcio en la sangre tiene un papel importante en el funcionamiento saludable de nervios y músculos.

Necesidades diarias

Los requerimientos diarios de vitamina D son de 400 UI por día.

Principales fuentes naturales

La podemos encontrar en pescados, aceites de hígado de pescado, huevos, cereales integrales, hígados de vaca, cordero y cerdo

Vitamina E

La vitamina E constituye un conjunto de componentes liposolubles diferentes divididos en dos grupos. El grupo que más destaca es el de los tocoferoles que tiene 4 miembros: alfa tocoferol, beta tocoferol, gamma tocoferol y delta tocoferol, siendo el primero el más conocido y más activo tanto en su forma natural (D-alfa tocoferol) como en su forma sintética (L o DL alfa tocoferol). En Nutrición Ortomolecular se utiliza su forma natural por ser la más potente. Se absorbe en el intestino delgado en presencia de sales biliares y grasa pasando a la corriente sanguínea y de allí al hígado donde se deposita por un tiempo relativamente corto.

Funciones de la Vitamina E

Es uno de los antioxidantes más efectivos que se conocen, retardando por lo tanto el envejecimiento celular. Se ha comprobado que la ingestión de esta vitamina ayuda a mejorar la salud del aparato circulatorio. Previene la arteriosclerosis al impedir la oxidación del colesterol y su depósito en las paredes de las arterias, evitando así la formación de trombos que dificultan la circulación al estrechar los vasos sanguíneos. Favorece la cicatrización de las quemaduras y acompañada de la Vitamina A, protege a los pulmones frente a la contaminación.
La vitamina E es beneficiosa para aquellas personas con mala circulación en las piernas, sobre todos aquellos que sufren

calambres en las pantorrillas o músculos de las piernas cuando caminan o durante la noche.

Se ha comprobado la capacidad de esta vitamina para eliminar sustancias contaminantes como humo, emisiones, etc., que penetran en el organismo. Previene la aparición de cataratas y mejora la visión. Unida a la vitamina C ayuda en el tratamiento del alcoholismo.

Pacientes sometidos a quimioterapia que han recibido suplementos de vitamina E antes de iniciar el tratamiento, no sufren la pérdida del cabello y en dosis elevadas se ha probado que disminuye la progresión del Alzheimer.

Necesidades diarias

La dosis recomendada (RDA) está entre 12 a 15 mg/día (equivalente a 22,5 UI), aunque cuando se consumen muchas grasas insaturadas las necesidades son mayores. Su uso terapéutico debe ser siempre supervisado por un profesional. Algunos expertos sitúan la dosis terapéutica entre las 400 y las 800 UI diarias, recurriendo a suplementos vitamínicos. Se ha comprobado que estas dosis mejoran la salud del corazón y no tienen efecto tóxico.

Principales fuentes de vitamina E

Se halla en aceites vegetales, semillas de girasol, cereales completos, alubias de soja, tomates, germen de trigo, espinacas, brécol, avellanas, almendras, aceite de oliva, coles de Bruselas, huevos, etc.

Vitamina F

No se trata de una verdadera vitamina, sino que se utiliza este término para denominar a los ácidos grasos insaturados que son imprescindibles para el organismo, especialmente el ácido linoleico. Tienen en común que el organismo no puede sintetizarlos y deben aportarse en la dieta. No actúan como sustancias activas que reaccionan con otros compuestos como el resto de las vitaminas, sino que pasan a formar parte de las membranas celulares como elementos estructurales.

Se dividen en dos grupos o series: la serie omega 3 y la omega 6. La primera está formada por los ácidos linoleico, linolénico y araquidónico, presentes en los aceites vegetales vírgenes (se destruyen con el calor), las semillas de girasol, los frutos secos y los aguacates. También se incluye en esta serie el ácido gamma-linolénico, presente en el aceite de prímula (también llamada onagra) o de borraja. La serie omega 6 la constituyen los ácidos grasos eicosapentaónico y docosahexaenóico, que se encuentran abundantemente en los pescados grasos.

Funciones de la vitamina F

Estos ácidos grasos participan en el transporte de oxígeno por la sangre, regulan el índice de coagulación sanguínea, dispersan el colesterol depositado en las venas, reduciendo los niveles de colesterol "malo" (LDL) y aumentando los del bueno (HDL) (Omega-3). Reducen el nivel de triglicéridos (Omega-3). Inducen una actividad hormonal normal (síntesis de prostaglandinas) y nutren todas las células de la piel.

Favorecen el buen estado de la piel y el cabello. Ayudan a mantener el peso ya que favorecen la eliminación de las grasas saturadas.

Ofrecen cierto grado de protección frente a la acción de los rayos X. Mejoran la respuesta inmunológica. Mantienen las células nerviosas en buenas condiciones. Son indispensables para que el calcio llegue a las células y para que el organismo pueda asimilar el fósforo.

Estimulan la conversión del caroteno en vitamina A. Son beneficiosos en casos de colitis ulcerosa y en la enfermedad de Crohn. Disminuyen la hipertensión.

Además, se sabe que los aceites de pescado del grupo Omega-3 ayudan a reducir el riesgo de degeneración macular asociada a la edad. Esta enfermedad es la primera causa de ceguera en los países desarrollados.

Diferentes estudios sugieren que el consumo de ácidos grasos esenciales -sobre todo de la serie Omega-3- ayuda en los casos de depresión, el trastorno bipolar y la esquizofrenia.

Necesidades diarias:

Los adultos requieren unos 10 gr. al día o el equivalente al 1 % de las calorías ingeridas. Los niños deben consumir hasta un 3 % de la energía aportada por la dieta en forma de ácidos grasos esenciales (RDA USA 1995). En el caso de que sean utilizados con fines terapéuticos, las dosis vendrán marcadas en función de cada patología y siempre supervisado por un profesional.

Principales fuentes de vitamina F

Las nueces son muy buena fuente de Vitamina F, sin suponer demasiadas calorías. Los ácidos grasos de la familia de los Omega 6 están presentes en el aceite de girasol, de maíz, calabaza, soja, sésamo, onagra, borraja, semillas de grosella, etc. Los de la familia de los Omega 3 se encuentran en el aceite de lino y pescado azul principalmente.

Vitamina K

La vitamina K es una vitamina liposoluble. La fitoquinona, forma natural de la vitamina K que se encuentra en la alfalfa y otros alimentos, fue descubierta en Dinamarca y designada como vitamina K por la palabra danesa koagulation. La fitoquinona que suministran los alimentos es designada como K1, mientras que la menaquinona producida por nuestras bacterias intestinales se denomina vitamina K2. Un compuesto sintético con la estructura básica de las quinonas es la menadiona, o vitamina K3.

La vitamina K1 (fitonadiona) es la forma natural de la vitamina K, la cual se encuentra en las plantas y provee la fuente primaria de la vitamina K a los humanos a través de su consumo en la dieta. Los componentes de la vitamina K2 (menaquinonas) se producen por las bacterias en el intestino y proveen una cantidad menor de vitamina K requerida por los humanos. La vitamina K1 se produce comercialmente para usos medicinales con diferentes nombres

(Phylloquinone, Phytonadione, AquaMEPHYTON, Mephyton, Konakion). La vitamina K3 (menadiona), una preparación soluble en agua, está disponible únicamente para adultos.

Funciones de la vitamina K

Es esencial para la formación de protombina, un químico necesario para la coagulación de la sangre, por lo que su ingesta puede ayudar a evitar las hemorragias internas y externas. Es vital para el funcionamiento del hígado y un factor importante en la vitalidad y longevidad
Ayuda a reducir el excesivo flujo menstrual. Debe estar presente en la asimilación del calcio y en su relación con la vitamina D.

Necesidades diarias

Salvo excepciones -y en circunstancias normales- no se suelen tener deficiencias de vitamina K.

En Nutrición Ortomolecular se puede llegar a dar hasta 30 mcgs. por kilo de peso, siempre con la supervisión de un profesional.
A menudo se suministran dosis terapéuticas de vitamina K antes y después de una intervención quirúrgica para reducir las pérdidas de sangre. Inclusive a veces se suministran inyecciones de vitamina K a las mujeres que están por comenzar una labor de parto para protegerlas contra las hemorragias.

Principales fuentes de vitamina K

La vitamina K-1 la podemos encontrar en verduras y hortalizas como la coliflor, la alfalfa, las espinacas, los berros, las coles de Bruselas, el brécol, los tomates, etc., así como en el yogur, la leche, la yema de huevo, el aceite de azafrán, el aceite de soja, los aceites de hígado de pescado y las algas kelp.

La vitamina K-2, en cambio, es de origen animal (se adquiere al comer carne) o bacteriano. Puede ser sintetizada a partir de las bacterias de nuestro intestino grueso, de esta forma se podría cubrir aproximadamente el 50% de las necesidades diarias.

En cuanto a la K-3 es sintética.

VITAMINA P

Bajo este nombre se agrupa el complejo de bioflavonoides tales como la citrina, la rutina, la hesperidina, los flavones y los flavonoles, un grupo de sustancias de distinto origen que cumplen una misma función: mantener la permeabilidad vascular. Componentes ligados a la vitamina C en estado natural.

Funciones

Potencia la acción de la vitamina C además de ayudar a que esta no sea destruida por la oxidación del aire. Valiosa por su poder antioxidante, al neutralizar los daños producidos por los radicales libres. Previene la formación de cardenales ya que fortalece las paredes de los capilares. Es un factor de eficacia antihemorrágica. Es necesaria para que el riñón filtre adecuadamente y ayuda al buen funcionamiento del hígado. Previene la inflamación de las encías.

Necesidades diarias

Al obtener mejores resultados unida a la vitamina C suele encontrarse en complejos vitamínicos en dosis de 50 mg. de rutina y hesperidina y 50 mg. de bioflavonoides. Su uso terapéutico debe ser siempre supervisado por un profesional de la salud.

Fuentes naturales

Presente en frutas como cítricos, ciruela, cerezas, uvas y en verduras como el pimiento verde, brócoli y tomate. En el trigo sarraceno se halla la rutina y en los pétalos de rosas se encuentra la hesperidina.

Vitamina U

Es una de las vitaminas más extraordinarias de reciente descubrimiento, de las que aún se sabe poco. Fueron los rusos quienes consiguieron aislarla. Su descubridor, el doctor Vasily Bukin, la aisló de la leche coagulada.

Funciones

La vitamina U tiene la capacidad de normalizar la mucosa del estómago e intestino logrando curar úlceras en un período de 30-40 días regenerando completamente el tejido por lo que podría considerarse un agente protector importante frente a las úlceras. Protege la superficie de la mucosa intestinal. Ha sido eficazmente probada para el tratamiento de problemas estomacales e intestinales, tales como la gastritis.

Las investigaciones más recientes revelan que la Vitamina U ayuda a tratar el mal de Crohn, hemorroides y ulceraciones del ano.

<u>Fuentes</u>

Está presente en la col morada o col lombarda cruda, en su zumo y en la alfalfa.

Vitamina Q-10

El organismo la sintetiza en forma natural para ser utilizada en la respiración aeróbica o celular. Es llamada también Coenzima Q-10 y a través de ella se produce en las mitocondrias la energía necesaria para el crecimiento y mantenimiento de las células.

La vitamina Q fue aislada de un extracto de semilla de soja en 1972 por el doctor Armand J. Quik, del Medical College de Wisconsin. Esta vitamina resulta esencial para el mecanismo de coagulación de la sangre pero es tan nuevo su descubrimiento que su estructura química exacta se desconoce todavía. Se localiza en la parte grasa de las membranas celulares y en las lipoproteínas de baja densidad. Es la forma que predomina en la piel de los humanos. Está presente en muchos tejidos, pero las concentraciones más altas se encuentran en el corazón, el hígado, los riñones y el páncreas.

<u>Funciones</u>

Se ha reportado que los niveles de Q10 disminuyen con la edad y son bajos en pacientes con enfermedades crónicas como afecciones cardiacas, distrofias musculares, etc.

En la membrana mitocondrial participa en la cadena respiratoria llevando electrones de un compuesto a otro. Su forma reducida, tiene una función antioxidante parecida a la vitamina E. Previene la peroxidación lipídica y actúa como antioxidante regenerando la vitamina E endogéna dentro de las membranas lipídicas.

Se ha comprobado el déficit de antioxidantes cutáneos incluidos el coenzima Q10 en el vitíligo. Recientemente éste coenzima se está incluyendo en cosméticos por sus actividades antioxidantes preventivas del fotoenvejecimiento.

Actualmente es muy utilizada en Japón para tratar las enfermedades del corazón, en especial la insuficiencia cardíaca congestiva.

Necesidades diarias

Se han tomado diariamente 50-1200 miligramos de CoQ10 dividida en tres dosis de forma oral.

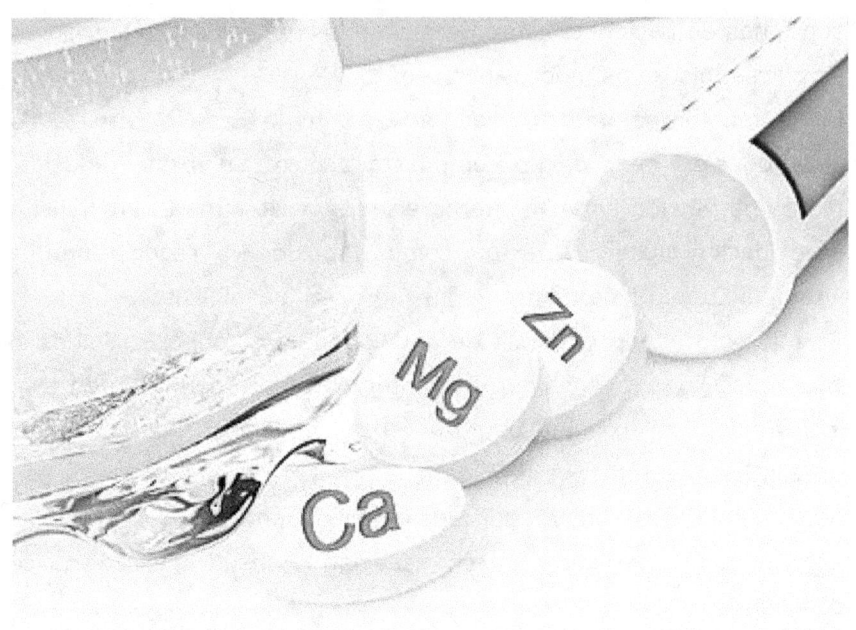

MINERALES

Los minerales, elementos químicos imprescindibles para el normal funcionamiento metabólico, son los componentes inorgánicos de la alimentación, es decir, aquellos que se encuentran en la naturaleza sin formar parte de los seres vivos. El agua circula entre los distintos compartimentos corporales llevando electrolitos, que son partículas minerales en solución. Tanto los cambios internos como el equilibrio acuoso dependen de su concentración y distribución.

Desempeñan un papel importantísimo en el organismo, ya que son necesarios para la elaboración de tejidos, síntesis de hormonas y en la mayor parte de las reacciones químicas en las que intervienen los enzimas.

Los minerales se pueden dividir en tres grupos: los macroelementos que son los que el organismo necesita en mayor cantidad y se miden en gramos. Los microelementos que se necesitan en menor cantidad y se miden en miligramos (milésimas de gramo). Y por último, los oligoelementos o elementos traza, que se precisan en cantidades pequeñísimas del orden de microgramos (millonésimas de gramo).

El uso de los minerales con fines terapéuticos se llama oligoterapia.

MACROELEMENTOS

Azufre

Este macromineral es un importante componente de tres aminoácidos que se ocupan de formar proteínas así como de la tiamina reconocida como Vitamina B1.
Está presente en todas las células, especialmente en la piel, uñas, cabellos y cartílagos. El azufre es absorbido por el sistema digestivo siendo separado de los aminoácidos que lo contienen, para luego ser transportado al torrente sanguíneo y a las células del cuerpo y pelo.

Funciones

Dado que el azufre se encuentra presente en la queratina, que es una sustancia proteica de la piel, uñas y pelo, participa en la síntesis del colágeno (elemento que mantiene unidas a las células).

También interviene en el metabolismo de los lípidos y de los hidratos de carbono.

Entra en la composición de diversas hormonas (insulina) y vitaminas, neutraliza los tóxicos y ayuda al hígado en la secreción de bilis.

Necesidades diarias

La dosis diaria recomendada no está estipulada.

Principales fuentes de Azufre

Legumbres, col, cebolla, ajo, espárragos, puerro, pescado, yema de huevo, el queso, carne, y frutos secos.

Calcio

El calcio es el cuarto componente del cuerpo después del agua, las proteínas y las grasas. El calcio corporal total, se aproxima a los 1150 gramos, siendo los dientes y los huesos los que contienen la mayor cantidad (alrededor del 90%). Los tejidos corporales, las neuronas, la sangre y otros líquidos del cuerpo contienen la cantidad restante de calcio.

Funciones

El calcio es necesario para la formación de los huesos y los dientes, pero también para la coagulación de la sangre (junto a la vitamina K), la transmisión de señales en las células nerviosas y la contracción muscular. La importancia del calcio para prevenir la osteoporosis es probablemente su característica más conocida.

Alivia el insomnio, reduce los niveles de histamina y colabora con la absorción de la vitamina B12 y la conversión del hierro.

Influye en el control del nivel de colesterol en sangre. Actúa junto al magnesio como regulador del ritmo cardíaco. Interviene en el tránsito de nutrientes que se lleva a cabo en la membrana celular.

Previene, junto a otros minerales, el depósito de metales pesados en el organismo.

Necesidades diarias

Tomado en su forma quelada la dosis recomendada no debe exceder los 1.000 mg. Pero debe ser siempre un profesional quien guíe la forma y dosificación a prescribir.

Principales fuentes naturales de calcio

Espinacas, brécol, coles de Bruselas, semillas de girasol, cacahuetes, nueces, alubias secas, hortalizas, cereales, azúcar integral, granos de sésamo, sardinas, salmón, etc., son fuentes naturales de calcio que permiten no considerar indispensable el consumo de leche y sus derivados (Los chinos apenas consumen leche de vaca ni sus derivados y tienen los índices de osteoporosis más bajos del mundo).

Cloro

Mineral esencial para el organismo humano, está presente en forma de compuesto con el sodio y el potasio. Está tan íntimamente relacionado con el sodio -tanto en los alimentos como en los fluidos corporales- que elevados niveles de sodio implican los mismos de cloro y viceversa.

Funciones

Favorece el equilibrio ácido-base en el organismo y ayuda al hígado en su función de eliminación de tóxicos. Ayuda a mantener la presión que permite a los fluidos corporales entrar y salir a través de las membranas celulares. Actúa en estrecha relación con el sodio y potasio en forma de compuesto clorado. Estimula la producción de ácido clorhídrico, indispensable para la digestión de determinados alimentos. Mantiene en buen estado las articulaciones y tendones. Junto al sodio y potasio, regula el balance electrolítico.

Necesidades diarias

No está determinado el nivel mínimo recomendado.

Principales fuentes naturales de cloro

Sal común, algas, aceitunas, agua del grifo, etc., pero las dosis superiores a 0,9 gramos pueden causar desagradables efectos colaterales.

Fósforo

El fósforo es un mineral que constituye el 1% del peso corporal total. Se encuentra en todas las células del cuerpo, pero los dientes y huesos contienen el 85% de la cantidad total de fósforo del cuerpo. Está presente en cada una de las células del cuerpo humano siendo el segundo mineral más abundante en él. Está directamente relacionado con el calcio, manteniendo con el mismo un equilibrio indispensable para que ambos minerales puedan ser utilizados de manera efectiva por el organismo.

El fósforo se absorbe en grandes cantidades en el intestino siendo almacenado en los huesos y dientes junto al calcio. Para que este mineral sea absorbido necesita de la presencia de vitamina D y calcio.

Funciones

La principal función del fósforo es la formación de huesos y dientes, ayudando al crecimiento y reconstrucción de los huesos. Este mineral cumple un papel muy importante en la utilización de carbohidratos y grasas en el cuerpo, en la síntesis de proteína para el crecimiento, al igual que la conservación, división, reproducción y reparación celular y de los tejidos. Asimismo, es fundamental para la producción de ATP, una molécula que el cuerpo utiliza para almacenar energía.

El fósforo trabaja con las vitaminas B y también participa en la contracción de músculos, el funcionamiento de los riñones, la conservación de la regularidad de los latidos del corazón y en la conducción nerviosa.

Estimula las contracciones musculares, incluidas las del músculo cardíaco. Alivia los dolores provocados por la artritis. Es indispensable su presencia para que se puedan asimilar las vitaminas B2 y B3. Es parte importante de los ácidos nucleicos: ADN y ARN. Está presente en casi todas las reacciones químico-fisiológicas. Colabora en el mantenimiento del pH de la sangre.

Necesidades diarias

Se ha establecido la dosis diaria entre 800 y 1.000 mg debiendo ser supervisadas por un profesional de la salud.

Principales fuentes naturales

El fósforo se encuentra en los pescados, las aves, los cereales integrales, los frutos secos y las semillas. Las frutas y las verduras contienen únicamente cantidades pequeñas de fósforo.

Magnesio

El magnesio, es un mineral indispensable para la nutrición humana. Es un metal alcalinoterroso que representa el segundo catión más importante del sector intracelular después del potasio y es el quinto mineral por su abundancia en el organismo.

Aproximadamente el 70% del magnesio corporal está localizado en los huesos en combinación con fosfato y bicarbonato. Una quinta parte del contenido corporal de este mineral está presente en los tejidos blandos, unido a proteínas. Este macromineral es componente del sistema óseo, de la dentadura y de muchas enzimas.

Funciones

El magnesio cumple diversas funciones metabólicas y juega un papel importante en la producción y el transporte de energía. Este mineral participa en la síntesis de las proteínas y toma parte en el funcionamiento de ciertas enzimas en el organismo.

Participa en la transmisión de los impulsos nerviosos, en la contracción y relajación de músculos, en el transporte de oxígeno a nivel tisular y participa activamente en el metabolismo energético.

Es un cofactor en muchos procesos enzimáticos, como en la producción de energía, la duplicación del ADN y las bombas que mantienen la distribución de otros minerales a través de las membranas celulares. Ayuda a regular la temperatura corporal, los niveles de azúcar en sangre y el ritmo cardíaco. Colabora en la normalización de las tasas de colesterol.

Es conocido como el mineral antiestrés.

Necesidades diarias

La ingesta diaria de magnesio debe estar entre los 300 y 350 mg./día para los hombres, 280 mg/día para las mujeres y entre 320 a 350 mg/día para las embarazadas. El 60% de las necesidades diarias se depositan en los huesos, el 28% en órganos y músculos, y el 2% restante en los líquidos corporales.

Principales fuentes naturales

Se halla en legumbres, limones, pomelos, higos, manzanas, maíz amarillo, almendras, nueces, avellanas, anacardos, semillas y vegetales de color verde oscuro. Otros alimentos que son buena fuente de magnesio son los productos de soja como la harina y el queso de soja, los granos enteros como el arroz integral y el mijo, las frutas como los bananos, albaricoques o damascos secos y el aguacate o palta.

Potasio

El potasio es un mineral que interviene tanto en las funciones eléctricas como celulares del cuerpo y se lo clasifica como un electrolito. Aparece en mayor cantidad en el cuerpo humano después del calcio, y del fósforo siempre con el sodio. El potasio permanece en el fluido intracelular mientras que el sodio lo hace en el medio que rodea la célula.

El organismo utiliza la energía que proporciona una molécula llamada ATP para llevar el potasio a la célula y el sodio fuera de ella. Una parte importante de las calorías que ingerimos van destinadas a aportar la energía suficiente para que funcione la bomba sodio-potasio de las membranas celulares.

El 97% del potasio se encuentra intracelularmente y el 3% restante en forma extracelular.

Funciones

Este mineral, indispensable para el crecimiento, mantiene la presión normal en el interior y el exterior de las células, regula el balance de agua en el organismo, disminuye los efectos negativos del exceso de sodio y participa en el mecanismo de contracción y relajación de los músculos, sobretodo el cardíaco.

Participa, junto al fósforo, en el envío de oxígeno al cerebro. Colabora en la conversión de glucosa en glucógeno.

Ayuda a reducir la presión sanguínea y a mantener el equilibrio ácido-alcalino.

Estimula los movimientos del intestino y favorece la eliminación de desechos orgánicos.

Junto al sodio, estimula los impulsos nerviosos y la actividad neuromuscular.

Necesidades diarias

Entre 800 y 1.000 miligramos diarios es considerada una ingestión no perjudicial para la salud.

Principales fuentes naturales

El potasio se encuentra en pescados como el salmón, el bacalao, la platija y las sardinas, al igual que en otros tipos de carnes.

Entre los vegetales que contienen potasio se pueden nombrar el brócoli, la arveja, las habas, los tomates, las papas (en especial la cáscara) y las hortalizas de hoja verde como la espinaca, la lechuga y el perejil.

Entre las frutas que contienen niveles significativos de potasio podemos mencionar los cítricos, la manzana, el banano y el albaricoque. Los albaricoques o damascos secos contienen más potasio que los frescos.

Sodio

El sodio es un mineral esencial en el cuerpo, que permite que ocurra el sistema de osmosis para controlar los fluidos.

Funciones

El sodio, en colaboración con el potasio, regula el equilibrio de los líquidos. Contribuye al proceso digestivo manteniendo la presión que ejercen 2 líquidos o gases que se extienden y mezclan a través de una membrana permeable o un tabique (presión osmótica). Al actuar en el interior de las células, participa en la conducción de los impulsos nerviosos. Regula el reparto de agua en el organismo e interviene en la transmisión del impulso nervioso a los músculos, siendo crucial en su funcionamiento.

El cuerpo utiliza el sodio para regular la presión arterial y el volumen sanguíneo.

Necesidades diarias

La dosis recomendada debe estar siempre por debajo de 2.3 gr. Sin embargo, El Concejo Nacional de Investigaciones de la Academia Nacional de Ciencias (National Research Council of the National Academy of Sciences) recomienda de 1200 a 1500 miligramos de sodio cada día para adultos.

Principales fuentes

La forma más común de sodio es el cloruro de sodio o sal de cocina. El sodio se encuentra en forma natural en la mayoría de los alimentos. La leche, la remolacha y el apio también contienen sodio en forma natural, como el agua potable, aunque la cantidad varía dependiendo de la fuente.

Se encuentra añadido en los alimentos procesados, queso, pan, cereales, carnes y pescados ahumados, curados y en salmuera. Pero también está presente en mucha menor cantidad en las frutas y verduras en general, que a su vez contienen más cantidad de potasio, el cual reduce en parte el excedente de sodio. Por lo general, las comidas rápidas tienen un alto contenido de sodio.

MICROELEMENTOS

Cobalto

Es un componente fundamental de la Cobalamina o Vitamina B12, en un 4% de su formación. El cobalto inorgánico tiene una biodisponibilidad casi inexistente por lo que debe ser ingerido como parte integrante de la molécula de la vitamina B12 para poder ser asimilado. Se absorbe con dificultad y se almacena especialmente en las células rojas de la sangre y, en menor cantidad, en el hígado, riñones, bazo y páncreas.

Funciones

Participa en la producción de glóbulos rojos y la formación de mielina formando parte de la vitamina B12. Es indispensable para el mantenimiento y buen funcionamiento de las células rojas de la sangre. Es un factor hipoglucemiante.

Necesidades diarias

Forma parte de la vitamina B12 que debe ser consumida en especial por los vegetarianos puros, ya que este microelemento no está presente ni en frutas ni en verduras.

Principales fuentes

Se encuentra en carnes, huevos y lácteos.

Cobre

Este micromineral se encuentra presente en el organismo en 100 a 150 mg, y el 90% de esta cantidad se encuentra en el hígado, riñones, corazón, cerebro y, en menor medida, en los huesos y músculos. Participa en la síntesis de la hemoglobina, las células rojas sanguíneas y la absorción del hierro, y es fundamental para el desarrollo y mantenimiento de huesos, tendones, tejido conectivo y el sistema vascular.

El cobre se absorbe en el estómago y el intestino delgado llegando al torrente sanguíneo a los 15 minutos -aproximadamente- de su ingesta. Es excretado principalmente por las heces y la bilis, y, en menor medida, por la orina.

Funciones

El cobre, junto con el hierro, ayuda a la formación de los glóbulos rojos, así como al mantenimiento de vasos sanguíneos, nervios, sistema inmunitario y huesos saludables. Hace que el organismo pueda utilizar el aminoácido tirosina permitiendo a éste operar como un factor de pigmentación para el cabello y la piel y colabora en el buen funcionamiento de la glándula tiroides.

Es esencial para la utilización de la vitamina C. Participa en la formación de los huesos y el ARN. Está presente en la síntesis de determinadas sustancias esenciales en la formación de las vainas protectoras de mielina que envuelven las fibras nerviosas. Evita la excesiva coagulación sanguínea.

Colabora en el mantenimiento óptimo de los niveles de colesterol. Se le conoce actividad anticancerígena, antidegenerativa y antirreumática.

Necesidades diarias

Se recomienda un aporte diario aproximado de 1,3 - 1,5 mg. Con una dieta equilibrada que incluya vegetales frescos y granos integrales no debería ser necesario tomar suplementos, salvo en determinadas patologías y siempre bajo el control de un profesional que guíe la forma y dosificación a prescribir.

Principales fuentes naturales

El cobre está presente en el hígado, riñón, mollejas y otras vísceras, en carnes, cereales integrales, frutas secas y legumbres.

Flúor

El flúor es un mineral esencial para la vida, la salud y la reproducción. Se absorbe con facilidad en el tracto digestivo y se elimina fundamentalmente por vía urinaria. El flúor es un elemento imprescindible para asegurar un buen crecimiento y mantener unos dientes saludables. En nuestro cuerpo lo encontramos básicamente en los huesos y en los dientes.

Funciones

El flúor tiene tres efectos muy beneficiosos sobre los dientes, aumenta la resistencia del esmalte, favorece la remineralización y tiene acción antibacteriana. Aunque los niños son los que más se benefician de su uso, es muy útil en los casos de enfermedad periodontal en los adultos o cuando hay pérdida de encía por la edad, evitando la aparición de caries en el cuello o en las raíces de los dientes.

También colabora con el calcio para el fortalecimiento de nuestro sistema óseo y de las estructuras músculo-esqueléticas. Nos protege ante las dolencias cardíacas y una posible calcificación de los órganos, además de influir en el brillo de nuestros ojos.

Necesidades diarias

Para los adultos la ingesta dietética diaria, segura y adecuada es de 1.5 a 4mg/día, valor que se reduce para adolescentes y niños, cuya ingesta segura y adecuada es de 0.5 a 2.5mg/día.

Principales fuentes naturales

El pescado es el alimento que contiene mayor cantidad de flúor, también podemos hallarlo en pequeñas cantidades en frutas como el albaricoque o la uva, en verduras como la espinaca o los espárragos y en hortalizas como el tomate o el rábano.

El agua potable y el té también lo contienen. Se puede encontrar además en el hígado de vaca, sopas, guisos, aves de corral, carne de vaca.

Hierro

El hierro, que se encuentra en cada célula del cuerpo, es un mineral que desempeña funciones indispensables para la vida. A pesar de ser un elemento muy común su carencia es más frecuente de lo que se piensa, incluso en países muy desarrollados.

El hierro contenido en los alimentos es hidrolizado en el estómago y después absorbido.

El hierro en forma de quelatos o hemínico pasa al interior de las células intestinales y ahí se une a una proteína (ferritina) que permitirá que el hierro se fije a otra proteína (transferrina) y pueda así ser transportada a la sangre.

El hierro es tan importante que el organismo humano encierra el excedente y lo almacena en la médula ósea, el hígado y el bazo para poder recurrir a esta reserva en épocas de escasez.

Este micromineral interviene en la formación de la hemoglobina y de los glóbulos rojos, además transporta el oxígeno en sangre.

Por otra parte, el hierro, es importante para la actividad enzimática del organismo y el correcto funcionamiento de la cadena respiratoria.

Funciones

Como se ha expresado antes es indispensable para el transporte de oxígeno por la sangre hacia los tejidos. Junto al cromo, es transportador de proteínas y es parte de muchas de ellas.

Forma parte de la estructura de una enzima, la catalasa, que nos defiende contra los radicales libres. Es necesario para la metabolización de las vitaminas del grupo B.

Necesidades diarias

Las necesidades diarias de hierro están en el orden de los 10 a 12 mg. por día, requiriendo un 50% adicional las mujeres y los hombres deportistas.

Principales fuentes naturales

Las legumbres secas, frutas deshidratadas y las yemas de los huevos son algunos de los alimentos que contienen hierro. También está presente en el hígado de cerdo, los riñones de vaca, la harina de maíz, las almejas crudas, las carnes rojas, las ostras, los frutos secos, las cerezas, las peras, el perejil, los espárragos, las melazas, los cereales completos, las patatas, la col, etc.

Manganeso

El manganeso es un elemento muy común que puede ser encontrado en todas partes en la tierra. Es un mineral que se encuentra en el organismo en poca cantidad y que está relacionado con la actividad de muchas enzimas. Forma parte de la llamada superóxido dismutasa, un complejo enzimático que produce el cuerpo y que actúa como antioxidante, protegiéndolo contra la acción nociva de los radicales libres.

La absorción del manganeso tiene lugar tanto en el estómago como en el intestino delgado, a través de la circulación entero-hepática se dirige al hígado desde donde es distribuido a todo el organismo.

Funciones

El manganeso hace posible que el organismo metabolice grasas y proteínas, y mantiene el sistema inmunitario y el sistema nervioso. Es importante para el crecimiento de los huesos y para un aparato reproductor sano. Es esencial para la adecuada digestión de la tiamina y la vitamina E. Interviene en la coagulación de la sangre.

El manganeso es un microelemento necesario para tener una piel sana y para la formación del hueso y el cartílago, así como para tolerar la glucosa. Realiza un papel importante como cofactor en la síntesis del colesterol, hormonas sexuales y en la acción de la fosfatasa alcalina.

Se relaciona el manganeso con la gluconeogénesis -producción de glucosa-, y con la activación de diversas enzimas.

Necesidades diarias

No se ha fijado todavía la cantidad diaria recomendada, pero el contenido (entre 7–15 mg) que suelen tener los suplementos multivitamínicos y de minerales de alta potencia es considerada por muchos médicos como cantidad razonable.

Principales fuentes naturales

El manganeso se encuentra en frutas secas, granos integrales, las semillas de girasol y de sésamo, la yema de huevo, legumbres y hortalizas de hojas verdes. Las nueces, el germen de trigo, el salvado de trigo, el betabel, el té y la piña son alimentos ricos en este mineral. El hierro, el magnesio y el calcio dificultan su aprovechamiento.

Yodo

El organismo humano adulto contiene entre 20 a 25mg de Iodo, entre el 70 y 80% se localiza en la tiroides, siendo indispensable para la elaboración de la hormonas tiroideas: tetraiodotironina o tiroxina (T4) y triodotironina (T3).

El yodo absorbido en el tracto intestinal es transportado por el torrente sanguíneo hasta llegar a la glándula tiroides para ser almacenado y utilizado en la producción de hormonas.

Funciones

Es esencial para la formación de hormonas tiroideas que juegan un papel importante en la regulación del organismo y en el metabolismo celular. Favorece el crecimiento y desarrollo. Participa en la síntesis del colesterol y quema el exceso de grasa de nuestro organismo. Facilita la absorción de hidratos de carbono.

Mantiene en buen estado las uñas, la piel, el pelo y los dientes. Mejora la agilidad mental y está presente en la producción de energía corporal.

Necesidades diarias

Las cantidades requeridas por el cuerpo no están estipuladas. Sin embargo, se calcula que el aporte diario necesario está alrededor de 100 a 150 microgramos.

Principales fuentes naturales

Los requerimientos de este elemento se cubren con la alimentación consumiendo productos de mar y vegetales (ajo, remolacha, acelgas, judías verdes, cebolla, etc) Puede encontrarse también en la sal, algas, frutas como la mora y la piña, nueces, soja en grano, leche y sus derivados. El huevo es otro alimento que lo contiene.

Zinc

El zinc está presente en todos los seres vivos y abunda en nuestro cuerpo, aproximadamente entre 2 y 3 gramos, concentrándose en los órganos genitales, en los testículos y en los ovarios, los huesos, los músculos, la piel, en las glándulas endocrinas y sobre todo en la hipófisis. También se concentra en el cabello, uñas, hueso y tejidos pigmentados del ojo.

El zinc está relacionado con multitud de procesos metabólicos importantes por lo que es conocido como un nutriente indispensable para la salud. Tras su absorción, y gracias a los jugos pancreáticos, es trasportado a través de las células intestinales. Es excretado por vía urinaria y por las heces aunque en determinados procesos patológicos las pérdidas pueden ser mayores.

Se trata de un mineral esencial para las plantas, los animales y los seres humanos y aunque es uno de los componentes más importantes de la dieta se ha demostrado que buena parte de la población padece carencias de este mineral.

Funciones

Interviene en el metabolismo de proteínas y ácidos nucleicos, estimula la actividad de aproximadamente 100 enzimas, colabora en el buen funcionamiento del sistema inmunológico, es necesario para la cicatrización de las heridas, interviene en las percepciones del gusto y el olfato y en la síntesis del ADN. Este metal se encuentra en la insulina, las proteínas zinc finger y diversas enzimas como la superóxido dismutasa.

Cumple también funciones aliviando alergias, aumenta la inmunidad natural contra infecciones bacterianas y destruye elementos tóxicos como el cadmio que ingresa al organismo a través del humo del cigarro.

Ayuda a controlar el crecimiento, el desarrollo sexual, el mantenimiento de la piel, el pelo, las uñas y de las membranas mucosas.

El zinc juega un papel vital en numerosas funciones corporales. Forma parte del crecimiento celular, en docenas de reacciones enzimáticas y en la expulsión del dióxido de carbono, tan perjudicial para nuestra salud.

Ayuda a la formación de insulina y en el desarrollo del esqueleto, sistema nervioso y cerebro del feto. Preserva la visión y la función de la glándula prostática. Favorece la digestión de los hidratos de carbono, la cicatrización de las heridas y la disminución de los depósitos de colesterol.

Nuevas investigaciones lo relacionan con el buen funcionamiento del cerebro y como elemento importante frente al cáncer. Participa en el metabolismo del fósforo y en la contracción de los músculos.

Necesidades diarias

Un consumo moderado de zinc, de aproximadamente 15 mg al día, es adecuado para prevenir deficiencias. Sin embargo la RDA está determinada entre 5 y 19 miligramos por día.

Principales fuentes naturales

El zinc está contenido en los granos integrales, carnes, aves, y mariscos, productos lácteos y de soja. Se puede encontrar también en las legumbres, verduras como la cebolla, el ajo, perejil, las setas y las judías.

OLIGOELEMENTOS

Cromo

Es un mineral esencial que no es producido por el cuerpo y por lo tanto debe obtenerse de la dieta. El cromo es un oligoelemento que ayuda al organismo a mantener niveles normales de azúcar en sangre.

La absorción de cromo en el organismo es muy baja, tan sólo el 3% del total ingerido será asimilado por el organismo. Sin embargo, dicha absorción se ve aumentada por la presencia de algunos nutrientes como la vitamina B1, B2, B3, los minerales manganeso o zinc y algunos aminoácidos entre los que se encuentran la cisteína, la glicina y el ácido glutámico.

El cromo es un mineral indispensable para todas aquellas personas que padecen de diabetes o arteriosclerosis así como elevadas cifras de triglicéridos y colesterol. La mejor forma de tomar cromo en suplementos es utilizar el cromo GTF puesto que su biodisponibilidad y efectividad es muy superior a la de cualquier otro.

Funciones

Está involucrado en el metabolismo de la glucosa, ya que forma parte del factor de tolerancia de la glucosa que potencia la acción de la insulina, la cual se encarga de posibilitar la entrada de los hidratos de carbono sencillos en las células para poder ser utilizados y transformados en energía.

Es un protector arterial, controlando los niveles de colesterol en sangre e impidiendo la formación de placas en las arterias coronarias. Se cree que es posible que el cromo sea capaz de inhibir la acción de la enzima encargada de regular la velocidad de formación del colesterol. Algunos estudios afirman que dependiendo de la concentración de cromo éste es capaz de inhibir o de estimular la acción de dicha enzima.

El cromo es también necesario para poder llevar a cabo correctamente el metabolismo de los lípidos y proteínas, y junto al hierro transporta estas últimas. Estimula la síntesis de los ácidos grasos y del colesterol, los cuales son relevantes para las funciones cerebrales y otros procesos corporales.

El cromo es también un activador de varias enzimas, que se

requieren para dirigir numerosas reacciones químicas necesarias en la vida.

Necesidades diarias

Con una dieta rica en cereales integrales, levadura de cerveza, etc., no es necesario el uso de suplementos. La cantidad de cromo mínima diaria recomendada es de 50 microgramos, aunque se aconseja que esta cantidad varíe entre 50 y 200 microgramos.

En dosis terapéuticas -y siempre bajo el seguimiento de un profesional- se llegan a tomar de 200 a 2.000 mcg.

Principales fuentes naturales

La mejor fuente de cromo es la levadura de cerveza, pero un gran porcentaje de individuos no la utilizan porque puede causar distensión abdominal y náusea. Se puede encontrar en carnes, hígado, huevo, manzana, ostras, espinaca, pollo, etc.
Algunas marcas de cerveza contienen cantidades importantes de cromo, así como las grasas y aceites vegetales. El cromo también está presente en las carnes, verduras y mariscos, pero en estos alimentos su concentración es menor.
Algunas plantas medicinales como las hojas de nogal y eucalipto también lo contienen.

Litio

El litio, como elemento químico, fue descubierto en 1817. En 1840 ya se utilizaba uno de sus compuestos, el urato de litio, para el padecimiento de la gota.

Las aguas alcalinas litínicas tuvieron gran uso como diuréticas. Las sales de litio hacia los años 50 perdieron su calidad de medicinales para pasar a ser una manera de mejorar el sabor del agua del grifo.

En 1949 el Dr. John Cade, psiquiatra australiano, descubrió el efecto de las sales de litio en casos de depresiones bipolares. En 1965 aparecieron los trabajos de M. Schou determinando la manera correcta de emplear las sales de litio, así como la cantidad de litio que era necesaria y la manera de controlarlo en cada caso concreto.

El litio es un oligoelemento de los más importantes ya que mejora la eficacia de los demás oligoelementos. Está ampliamente distribuido en la naturaleza. En el ser humano se pueden detectar infinitésimas cantidades de litio que, probablemente, se ingieren con los alimentos.

Se usa a nivel terapéutico dentro de la medicina natural en forma de oligoelemento o gluconato de litio. Tanto en Grecia como en Roma se utilizó en termas de aguas minerales alcalinas para diversos padecimientos, tanto físicos como psíquicos.

Funciones

La administración de litio es beneficiosa en casos de depresiones bipolares. No se conoce por completo el mecanismo del litio en el cerebro humano, pero se considera que cambia respuestas bioeléctricas neuronales, interviene en mecanismos oxidativos de las neuronas, aumenta el intercambio de neurotransmisores como noradrenalina, pero disminuye la liberación de otros, como la serotonina.

Otra utilidad del litio es mejorar el efecto de los antidepresivos, por lo que se asocia a estos en casos de depresiones resistentes.

Interviene en el equilibrio electrolítico extra e intracelular, que es básico para que las células puedan nutrirse y eliminar sus desechos.

A nivel renal puede ayudar cuando se debe eliminar sodio sin disminuir los niveles de potasio, pero además puede colaborar en afecciones cardiacas, donde suelen encontrarse niveles muy altos de potasio en sangre, disminuyéndolos. También mejora la eliminación urinaria, sobre todo de urea y ácido úrico.

Su formulación es segura sólo cuando se administra en forma de Oligoelemento (gluconatos, orotatos, pidolatos, etc..) ya que su efecto catalizador tiende a corregir los niveles de litio en nuestro organismo.

Necesidades diarias

El especialista será quien dictamine si conviene tomarlo y en qué dosis. Nunca debe ser utilizado sin el concurso del médico y mucho menos si el paciente toma medicamentos para el sistema nervioso.

Principales fuentes naturales

El oligoelemento litio se puede encontrar en los cereales integrales, las legumbres, las patatas o papas, los tomates, los germinados (alfalfa y soja), los frutos del bosque (moras, grosellas, fresas, etc…) en especias como el jengibre y en el pescado.

Molibdeno

Este mineral está presente en la mayoría de las plantas y animales ya que es imprescindible para la fijación del nitrógeno y su utilización. Su presencia en las plantas depende de la riqueza del suelo en el que crecen. Si los vegetales crecen en suelos ácidos o arenosos su contenido será bajo, pero los suelos neutros o alcalinos lo contendrán en mayor cantidad.

Como oligoelemento tiene una función catalizadora favoreciendo múltiples reacciones en nuestro organismo. Es necesario para el funcionamiento correcto de ciertos procesos dependientes de enzimas, como el metabolismo del hierro.

Del total ingerido sólo se absorbe un 50% y ocurre en el intestino y el estómago. Está presente en el hígado, los vasos sanguíneos, en los huesos y riñones. El excedente se elimina por las heces y la orina.

<u>Funciones</u>

Es indispensable en el metabolismo del hierro. Por un lado, a nivel intestinal favorece su absorción. También junto a dos enzimas, moviliza el hierro a partir de las reservas que hay en el hígado y favorece la formación de glóbulos rojos. Por lo tanto, es recomendable en algunas anemias.

Ayuda a prevenir la caries y colabora con el metabolismo de los carbohidratos y las grasas. Favorece un crecimiento y desarrollo normales y mantiene en buen estado las funciones sexuales masculinas.

El molibdeno participa en la estructura de enzimas como la xantina oxidasa y la aldehido oxidasa que intervienen en el proceso de desintoxicación de compuestos nitrosados.

Necesidades diarias

No se han establecido aún las necesidades diarias pero se estima que entre 100 y 150 microgramos diarios son suficientes.

Principales fuentes naturales

Las mejores fuentes naturales son los vegetales de hoja verde oscura, los granos integrales, las legumbres, el trigo sarraceno, el germen de trigo, etc.
El molibdeno también está disponible como suplemento.

Níquel

El níquel es un elemento que está en el ambiente sólo en muy pequeños niveles.
Además de ser un mineral presente en pequeñas cantidades en el organismo humano sus funciones no son muy conocidas. Se desconoce su forma de absorción, pero se sabe que se almacena en el hígado, los huesos y la arteria aorta.
Se han encontrado niveles altos de este mineral en la sangre de aquellas personas que habían sufrido un ataque cardíaco o tras padecer cáncer de útero, de pulmón o quemaduras graves y apoplejía. Se advierten niveles bajos de este mineral en aquellas personas que padecen cirrosis hepáticas y en los fallos renales crónicos.

Funciones

El níquel mantiene normal la presión arterial. Aumenta la acción de la insulina y eleva las grasas sanguíneas. Tiene acción antagonista contra la adrenalina.

Necesidades diarias

Las investigaciones estiman las necesidades alrededor 35 µg/día y nuestra dieta aporta mucho más.

Principales fuentes naturales

Son buenas fuentes de níquel las nueces, avena, maíz, trigo sarraceno, judías, granos de cereales, chocolate, etc.

Selenio

Este mineral pasó de considerarse un oligoelemento altamente tóxico a ser esencial hace unos años. El selenio es un oligoelemento que se encuentra en la tierra, agua y algunos alimentos. Está dentro del grupo de los minerales que se precisan en cantidades inferiores a 1 mg. diario, es tóxico a grandes dosis por su gran potencia.

El selenio es un componente del enzima antioxidante Glutation peroxidasa que es una parte esencial de la defensa de nuestro organismo contra los radicales libres. Junto a una serie de otros minerales y vitaminas, el selenio forma parte de la principal defensa antioxidante del cuerpo, protegiendo células, membranas celulares y ácidos grasos contra los radicales libres.

<u>Funciones</u>

Constituyente de la enzima glutation peroxidasa, es un poderoso antioxidante celular. Interviene en la formación de las hormonas tiroideas y en el metabolismo de ácidos grasos de cadena larga.

Favorece la formación de anticuerpos y mejora la elasticidad de los tejidos. Ayuda a tratar los sofocos y el malestar de la menopausia.

Previene y trata la caspa. Actúa como antiinflamatorio y ayuda a neutralizar determinados agentes cancerígenos.

Protege contra el infarto de miocardio y además aumenta la producción de glóbulos blancos.

Es antídoto de metales como el cadmio, el oro, la plata, el mercurio y el arsénico.

<u>Necesidades diarias</u>

La RDA para selenio es para el hombre y la mujer en edad adulta de 55 a 70 ug/día.

<u>Principales fuentes naturales</u>

El selenio se puede hallar en alimentos como la carne de vaca, hígado de vaca, pollo, levadura de cerveza, pescado, pavo, mariscos de concha, semillas de girasol, nueces, pan de trigo entero, leche descremada, queso, granola. También se encuentra en alfalfa, semillas de hinojo, ginseng, cebolla, rábano, cebollines, etc.

Silicio

Está presente en el organismo en muy pequeña cantidad, pero tejidos corporales como los tendones, cartílagos, tejido conectivo, la tráquea, la córnea, los cabellos y las arterias -entre otros- contienen cantidades importantes de este mineral. El colágeno, una sustancia capaz de unir unos tejidos a otros, contiene gran cantidad de silicio.

Las arterias endurecidas contienen 15 veces menos silicio que las arterias sanas lo que lleva a pensar que una dosis adecuada de este mineral es fundamental para la buena salud vascular.

Se trata de un mineral que es fácilmente absorbido a nivel intestinal, eliminando su exceso a través de la orina.

Funciones

Un estudio realizado en el Rayne Institute de Londres (2003) sugería que la forma biológica activa del silicio, el ácido ortosilícico, estimula la síntesis de colágeno, la formación de osteoblastos y que juega un papel importante en el metabolismo de los huesos humanos. Por lo tanto, puede resultar beneficioso para combatir la osteoporosis y para colaborar en la mejoría en casos de fracturas óseas en ancianos.

Ayuda a reducir el "colesterol malo" o LDL. Está demostrada su protección frente a enfermedades del corazón y de la arteria aorta y colabora en el mantenimiento de la presión arterial. Puede retardar y contrarrestar los procesos de arterioesclerosis.

En un trabajo experimental con roedores de la Universidad de Wisconsin (2002), se mostraba que el silicio interaccionaba con la arginina en el sistema inmunológico y que una carencia de esta sustancia en la dieta influía negativamente en la proliferación de linfocitos. Sin embargo, no hay datos concluyentes.

Otro beneficio posible atribuido al silicio es el de protector frente a la neurotoxicidad del aluminio.

Necesidades diarias

Opiniones diversas en cuanto a dosis óptimas de este mineral indican en unos casos que éstas estarían en el orden de 20 a 30 miligramos y otros científicos consideran que actualmente no se dispone de datos que permitan determinar la cantidad mínima diaria recomendada de este mineral. Su uso terapéutico debe ser siempre supervisado por un profesional de la salud.

Principales fuentes naturales

Son alimentos ricos en silicio el agua, café, cerveza, hortalizas, legumbres, frutas, cereales y vegetales por lo que una alimentación sana, variada y equilibrada aseguraría la cantidad necesaria de dicho mineral en la dieta. A algunos alimentos procesados se les añade una forma de silicio llamada silicatos. Hasta el 75% se excreta en la orina al cabo de unas horas

CÓMO DETERMINAR LAS CARENCIAS
O DEFICIENCIAS NUTRICIONALES

El médico ortomolecular analiza los hábitos dietéticos de sus pacientes, elabora la historia clínica, exposición a agentes tóxicos ambientales etc. Utiliza además gran cantidad de análisis para obtener una evaluación diagnóstica, entre ellos: niveles de azúcar, insulina, funciones de la tiroides, vitaminas en sangre y la presencia de oligoelementos en el cabello.

Los niveles de nutrientes en sangre son buenos indicadores, pero tienden a mantenerse cercanos a ciertos valores fijos sin reflejar el estado nutricional de los tejidos. La sangre está sujeta a lo que se conoce como control homeostático, mantiene la concentración de nutrientes más o menos constante independientemente de cómo esté la concentración en los tejidos. El nutriente que se refleja bien en el análisis sanguíneo es el hierro ya que está en relación directa con las células sanguíneas.

Es hoy en día común la toma de exámenes de sangre, de orina, de heces, radiografías etc. Sin embargo, pocas personas saben que el cabello es una muestra de nuestro cuerpo que puede ser útil en el diagnóstico y seguimiento de enfermedades. Las trazas de metales tóxicos y hasta de drogas ilegales desaparecen en la orina en aproximadamente 48 horas, pero la evidencia permanece atrapada en el pelo. El pelo tiene la ventaja de contar con memoria a largo plazo.

El análisis del pelo abre una nueva visión para resolver los problemas específicos al reconocer la individualidad bioquímica de los seres humanos. En él se pueden analizar 12 elementos tóxicos (aluminio, antimonio, arsénico, bario, bismuto, cadmio, plomo, mercurio, níquel, talio, estaño, uranio), 16 elementos nutricionales (calcio, magnesio, cobre, zinc, manganeso, cromo, cobalto, molibdeno, boro, litio, rubidio, selenio, estroncio, azufre, vanadio) y 5 elementos adicionales (hierro, fósforo, potasio, sodio, titanio). Hay muchísimas referencias bibliográficas de material científico sobre la validez clínica del análisis.

El análisis del pelo unido a los demás índices obtenidos de la historia y conteo sérico entre otros, nos permite diseñar un programa correcto de dieta y suplementos para las necesidades específicas de cada individuo.

SÍNTOMAS Y CONSECUENCIAS DE LAS DEFICIENCIAS NUTRICIONALES

Las deficiencias crónicas de nutrientes se producen cuando la dieta contiene unos niveles por debajo de nuestras necesidades pero sin llegar a niveles críticos y esta situación se ve agravada por una serie de factores desmineralizantes como son el tabaco, el estrés, la contaminación o el consumo excesivo de azúcar o café.

Las deficiencias de nutrientes empeoran las funciones metabólicas lo que lleva a otras deficiencias. Por ejemplo, una deficiencia de zinc, aminoácidos esenciales y vitaminas lleva a una disminución en la producción de ácido gástrico y enzimas pancreáticas, lo que a su vez dificulta la digestión y la extracción de las vitaminas y minerales presentes en los alimentos.

Irritabilidad, dolores de cabeza, falta de concentración, pérdida de memoria, insomnio, calambres en las piernas, acné, manchas en la piel, son algunos de los muchos síntomas que pueden indicar desequilibrios nutricionales o metabólicos que a la larga pueden llevar a problemas serios de salud.

Vitamina A:

La carencia de esta vitamina puede ocasionar deshidratación y degeneración de la córnea e incluso úlceras y ceguera nocturna. Puede producir también mayor sensibilidad a las infecciones, piel reseca, escamosa y prematuramente envejecida, falta de apetito y vigor, problemas dentales y de encías y retraso en el crecimiento. La deficiencia de vitamina A ocasiona también la pérdida de vitamina C presente en el organismo.

En Nutrición Ortomolecular suelen recomendarse dosis de 5.000 UI a 75.000

Vitamina B1:

Puede ocasionar inflamación del nervio óptico, alteraciones cardíacas, estreñimiento, pérdida de apetito y de peso, dolores vagos e imprecisos, insomnio, fatiga, debilidad y apatía, irritabilidad nerviosa y depresión. En los niños puede causar problemas de crecimiento. La deficiencia grave de vitamina B1 produce Beriberi o polineuritis periférica grave.

En terapéutica nutricional las dosis recomendadas suelen estar en el orden de 50 a 600 mg.

Vitamina B2:

La insuficiencia puede producir agrietamiento de las comisuras de los labios y lengua purpúrea, lesiones en los órganos genitales, alteraciones gastrointestinales, retardo en el crecimiento, picor o ardor en los ojos y cataratas.
En terapia de nutrición celular se recomiendan dosis de 50 a 800 mg.

Vitamina B3:

Una deficiencia de esta vitamina produce debilidad muscular, astenia, erupciones cutáneas, depresión, irritabilidad, insomnio, neuritis, disfunciones del sistema nervioso, trastornos gastrointestinales, falta de apetito y pérdida de peso. Puede llegar a degenerar en pelagra, con inflamación de la piel y la lengua.
En nutrición ortomolecular, dependiendo del fin que se persiga, las dosis van desde 20 hasta 1000 mg.

Vitamina B5:

La insuficiencia del ácido pantoténico puede producir ardor y dolor de pies, retraso en el crecimiento, alergias, alteraciones de la conducta y del sueño, hipoglucemia, dificultad para enfrentar el estrés, agotamiento y apatía.
Dependiendo de las disfunciones que se deseen tratar las dosis

pueden llegar hasta los 1.000 mg.

Vitamina B6:

Su deficiencia está asociada a erupciones en la piel y estrías, dermatitis seborreica, pérdida del control muscular, insomnio y alteraciones de la conducta, nerviosismo. Esta insuficiencia también cursa con hipoglucemia y baja tolerancia a la lactosa. Puede ocasionar dolor de rodillas, hombros y brazos.

La dosis debe ser determinada por el profesional en Medicina Ortomolecular, tomando siempre en cuenta que en los pacientes de Parkinson está contraindicado este suplemento y que dosis superiores a los 500 mg no son recomendables.

Vitamina B8 (Biotina):

Su deficiencia provoca el deterioro del metabolismo de las grasas y las proteínas, eczema, gran fatiga, depresión, nausea y pérdida de apetito. No es habitual dada una dieta equilibrada, aunque se incrementa el riesgo de deficiencia en el caso de tratamientos de larga duración con antibióticos.

La dosis terapéutica la determinará el especialista.

Vitamina B9 (ácido fólico):

El aporte deficitario del ácido fólico (Vit. B9) puede producir anemia megaloblástica, que se caracteriza por un número reducido de glóbulos rojos. La deficiencia de ácido fólico también puede causar retraso en el crecimiento, encanecimiento del cabello,

inflamación de la lengua, úlceras bucales, úlcera péptica, diarrea, alteraciones de carácter digestivo, irritabilidad e insomnio.

En los fetos, su carencia provoca deformaciones, daño cerebral y más adelante dificultad de aprendizaje.

En terapia no suele pasarse de 15 mg, pues puede aparecer edema, irritabilidad, etc. Sin embargo, la dosis a ingerir la determinará el profesional.

Vitamina B12 (Cobalamida):

La deficiencia de la cobalamida puede generar anemia, incluso la perniciosa. Puede ocasionar también tartamudeo, pérdida auditiva, dolor, debilidad, hormigueo y entumecimiento de las extremidades.

Bajos niveles de esta vitamina pueden producir degeneración de las fibras nerviosas y daño cerebral con síntomas muy parecidos a la esquizofrenia.

En nutrición ortomolecular se pueden utilizar dosis diarias de hasta 100 microgramos.

Vitamina B13:

Las carencias se producen cuando hay accidentes digestivos causados por tratamientos con antibióticos.

No tiene dosis diaria recomendada ni dosis para terapia ortomolecular.

Vitamina B15:

Su deficiencia provoca desorden glandular y nervioso, enfermedades del corazón y disminución de la oxigenación de los tejidos.

Dosis terapéutica debe ser determinada por el especialista, pero suele establecerse en rangos de 50 a 100 mg por día.

Vitamina C:

La carencia de esta vitamina ocasiona el escorbuto, pero su deficiencia puede debilitar las encías, producir caries, falta de apetito, debilidad muscular, dificultades respiratorias, baja resistencia a las enfermedades, hinchazón de las articulaciones y anemia.

Con frecuencia se aconsejan dosis de 500 a 1000 mg diarios, pero en casos de terapia suelen utilizarse dosis mucho más elevadas.

Vitamina D:

La deficiencia de esta vitamina conduce al aumento en la producción de la hormona paratiroidea y a la remoción de calcio de los huesos. Su carencia puede ocasionar retraso del crecimiento, caries dentales, falta de vigor, debilidad muscular, osteoporosis. Puede también generar raquitismo en los niños, que da a lugar a la deformación y ablandamiento de los huesos y del cráneo, arqueamiento de las piernas, bajo desarrollo muscular y dificultades respiratorias.

Las dosis terapéuticas las determinará el profesional.

Vitamina E:

Su deficiencia puede generar alteración en la formación de hemoglobina y aumento en la fragilidad de los glóbulos rojos, manchas en la piel, pérdida de concentración, dificultad intelectual, irritabilidad. Estudios realizados en animales indican que la insuficiencia de vitamina E conlleva la pérdida de la capacidad de reproducción y desórdenes musculares. En casos graves produce daños renales y hepáticos, dificultades respiratorias, nacimientos prematuros y fibrosis cística.

La dosis en nutrición ortomolecular será indicada por el profesional.

Vitamina F:

Su déficit provoca niveles elevados de colesterol malo (LDL), alteraciones en el metabolismo de las grasas, venas varicosas, eczema, cabello y uñas en mal estado, dificultad para sintetizar las prostaglandinas, enfermedades cardíacas y renales. Puede también ocasionar enfermedades alérgicas, desórdenes a nivel del núcleo celular y retraso en el crecimiento.

Las dosis terapéuticas serán indicadas por el especialista en función de la patología a tratar.

Vitamina K:

El déficit se mide por el nivel de protrombina en sangre ya que depende exclusivamente de la vitamina K. Su carencia se detecta cuando aparecen hemorragias en los distintos tejidos y órganos. Los celíacos suelen tener problemas para la absorción de este nutriente. Son síntomas de déficit de esta vitamina hemorragias nasales, abortos y aumento en el tiempo de coagulación.

Las dosis recomendadas en nutrición ortomolecular para uso terapéutico pueden llegar hasta 30 mcgr por kilo de peso.

Vitamina P:

Los síntomas de la deficiencia de bioflavonoides están relacionados con los de deficiencia de vitamina C. El déficit de esta vitamina ocasiona mayor posibilidad de contraer infecciones, fragilidad de los capilares, aumento de la tendencia al sangrado o hemorragias y la formación de moretones con facilidad. Una deficiencia de vitaminas C y P podrían contribuir al reumatismo y a la fiebre reumática.

El uso terapéutico y su dosis serán determinados por el especialista.

Vitamina Q-10:

Se ha comprobado el déficit de antioxidantes cutáneos incluidos la coenzima Q en el vitíligo. Recientemente ésta coenzima se está incluyendo en cosméticos por sus actividades antioxidantes preventivas del fotoenvejecimiento.

Azufre:

Una insuficiencia de este mineral puede provocar problemas

articulares, alteraciones en la piel por hongos y levaduras. También se dificultaría la detoxificación orgánica y produciría debilidad de cabello y uñas.

Debe ir acompañado de las vitaminas del grupo B y asegurándose de consumir proteínas, no debe existir deficiencia.

Calcio:

Su deficiencia puede provocar raquitismo, osteoporosis y osteomalacia. También produce hemorragias, alteraciones cardiacas y calambres musculares.

Las dosis terapéuticas dependen de la forma en que se administre el calcio, sin embargo, en la forma quelada no debe sobrepasar los 1000 mg.

Cloro:

Su déficit puede ocasionar alteración en el equilibrio del sodio y del potasio, trastornos de la contracción muscular, pérdida de cabello y de piezas dentales. Alteraciones en la digestión.

No existen parámetros en cuanto a dosis recomendadas, sin embargo, no deben exceder los 0,9 gr. pues podrían presentarse efectos secundarios.

Cobalto:

No se han determinado los síntomas que produciría la deficiencia de este mineral como elemento separado de la vitamina B-12.

Las dosis deben ser establecidas por el profesional, pues dosis muy elevadas pueden tener efectos secundarios.

Cobre:

Deficiencias de este microelemento pueden provocar retención de líquidos, niveles bajos de células blancas en la sangre, diarreas de tipo crónico, irritabilidad, dificultad para la cicatrización y falta de pigmentación en la piel y el pelo.
Con una dieta sana y equilibrada no deberían hacer falta suplementos, de todas formas el profesional determinará el camino a seguir.

Cromo:

La insuficiencia de este oligoelemento produce menor tolerancia a la glucosa bucal, neuropatía periférica, balance negativo de nitrógeno, menor cociente respiratorio y adelgazamiento. A su vez puede ocasionar diabetes en edades adultas, enfermedades coronarias y retardos de crecimiento.
En dosis terapéuticas se llegan a tomar de 200 a 2.000 mcg, pero siempre debe contarse con el concurso de un profesional.

Fósforo:

Un déficit de este mineral genera alteraciones óseas y del crecimiento, raquitismo y fragilidad muscular. Producirá también desórdenes nerviosos, irritabilidad, confusión, fatiga mental y física y desórdenes del lenguaje.

Las dosis ortomoleculares son determinadas por el profesional, pero generalmente rodean los 1200 mg.

Flúor:

Un consumo demasiado bajo debilita el proceso de endurecimiento de los huesos y dificulta la prevención de la caries. Las dosis terapéuticas deben ser establecidas por el especialista, pues tienen efectos negativos las deficiencias, pero también los excesos, ya que éstos pueden producir fluorosis.

Hierro:

La falta de hierro en el organismo puede producir mala síntesis proteica, deficiencia inmunitaria, aumento del ácido láctico y noradrenalina, menor compensación de enfermedades cardiopulmonares y anemia. Se observa dificultad para enfrentar el estrés, alteración en la conducta, mala regulación térmica, menor rendimiento laboral, pelo y uñas frágiles y quebradizos e inapetencia.

Una dieta sana y equilibrada aporta los requerimientos diarios que están entre 7 y 16 mgr.

Litio:

No se conoce totalmente la función del litio en el organismo, pero es utilizado en terapias antipsicóticas.

La correcta administración del litio es parcialmente determinada por el peso del paciente. Una dosis inicial habitual se establece en torno a 300 miligramos dos o cuatro veces al día. Alrededor de un gramo diario es utilizado en el tratamiento de la psicosis maniacodepresiva.

Magnesio:

La deficiencia de este elemento produce irritabilidad, inestabilidad emocional, aumento y disminución de los reflejos, descoordinación muscular, apatía y debilidad, estreñimiento, trastornos premenstruales, falta de apetito, nauseas, vómitos, diarreas, confusión, temblores. Confusión, desorientación, deterioro de la capacidad intelectiva, alteraciones de la conducta, tendencias suicidas y esquizofrenia.

Las dosis en nutrición ortomolecular oscilan entre 400 y 2.000 mg.

Manganeso:

La carencia de este microelemento se relaciona con alteraciones del crecimiento, despigmentación del pelo, anormalidades óseas, alteraciones de los hidratos de carbono, falta de coordinación y convulsiones. Puede disminuir la tolerancia a la glucosa o la capacidad de eliminar excesos de azúcar en sangre.

El nivel de consumo debe estar vigilado por el médico, quien lo determinará de acuerdo a las necesidades del paciente. Se han usado dosis de 15 mg al día para la prevención de la discinesia tardía y de hasta 60 mg al día en personas con esta enfermedad.

Molibdeno:

Insuficiencia de este oligoelemento produce irritabilidad, impotencia masculina, caries dental y alteraciones del pulso cardíaco.

Generalmente no requiere suplementos, pero su uso terapéutico debe ser siempre supervisado por el especialista.

Níquel:

Las dietas que no contienen alimentos basura, suelen tener índices adecuados de níquel. La deficiencia de níquel podría producir riesgo de intolerancia a la glucosa y de ataque cardíaco, y dificultad para absorber el calcio.

Su uso terapéutico debe ser siempre determinado por el médico.

Potasio:

Su deficiencia puede ocasionar edema, abdomen hinchado, parálisis de íleo y vómitos. Además produce dolores de huesos y articulaciones así como calambres. Otros síntomas que indican la posible falta de potasio son piel seca, debilidad muscular, confusión mental, irritabilidad y falta de reflejos. La hipotensión arterial y la hipoglucemia pueden ser producidos por un déficit de este elemento.

La dosis terapéutica será determinada por el especialista.

Selenio:

La insuficiencia de este oligoelemento ocasiona baja resistencia a las infecciones, falta de elasticidad, dolores musculares, problemas articulares, distrofia muscular y envejecimiento prematuro. Puede producir también alteraciones cardiovasculares, hipertensión arterial y angina de pecho.

El especialista determinará las dosis terapéuticas según las necesidades del paciente.

Silicio:

Su déficit provoca falta de elasticidad vascular y de piel, alteraciones en huesos y cartílagos, artritis reumatoide y osteoartritis.

También ocasionará pérdida de cabello y dificultad en la curación de fracturas, heridas y quemaduras.

No hay datos suficientes para establecer una dosis diaria, ni terapéutica, por tanto el especialista determinará la adecuada para el paciente.

Sodio:

Su deficiencia puede producir incapacidad para digerir los carbohidratos y neuralgias, especialmente.

La dosis estará siempre por debajo de los 2,5 gr.

Yodo:

Un déficit de éste microelemento ocasiona bocio, hipotiroidismo, sensibilidad al frío, piel y cabello secos. También genera palpitaciones cardíacas, baja actividad metabólica, obesidad y cretinismo.

El uso terapéutico debe ser siempre supervisado por el especialista ya que el exceso de yodo produce efectos secundarios, entre ellos hipertiroidismo y sus consecuencias.

Zinc:

Los síntomas más comunes de la carencia de zinc suelen ser los problemas de próstata en hombres mayores a 45 años, las irregularidades menstruales, la pérdida de gusto, cicatrización defectuosa, pérdida de la capacidad del olfato, dificultades para la erección, retraso de crecimiento uterino y anemia.

Las dosis deben ser determinadas por el médico. No son recomendables dosis superiores a 150 mgs.

ESTUDIOS Y TRATAMIENTOS QUE SUSTENTAN LA EFICACIA DE LA NUTRICION ORTOMOLECULAR

Productos lácteos y cáncer de mama

----- Original Message ----- From: Nelly Alvarez Rodriguez To: info@asturnat.com Sent: Saturday, March 17, 2007 8:37 PM Subject: FW: Productos lácteos y cáncer de mama

El cáncer y los productos lácteos

Por *Prof. Jane Plant* *

Cuando descubrió que tenía cáncer, su mundo se vino abajo. Pero, a pesar de haber tenido cuatro recaídas, Jane se negó a tirar la toalla. Escribió un libro sobre la experimentación que ella hizo sobre sí misma: "Your Life in your Hands" (Tu vida en tus manos). Ideó una dieta revolucionaria y un estilo de vida, que ella cree le ha salvado la vida, que puede ayudar a otras mujeres a no caer presas de la enfermedad.

La Profesora Jane Plant es esposa, madre y una reconocida y respetada científica por su trabajo en geoquímica.

Cuando en 1987, a la edad de 42 años, descubrió que tenía cáncer, su mundo se vino abajo. Pero, a pesar de haber tenido cuatro recaídas, Jane se negó a tirar la toalla. Escribió un libro sobre la experimentación que ella hizo sobre sí misma.: "Your Life in your Hands" (Tu vida en tus manos), edición Virgin, UK. Ideó una dieta revolucionaria y un estilo de vida, que ella cree le ha salvado la vida, que puede ayudar a otras mujeres a no caer presas de la enfermedad.

Su teoría sigue siendo polémica - pero cada mujer debería leerla y decidir por sí misma - He aquí su experiencia:

"Sufrí la amputación de una mama y me sometieron a radioterapia. Y ahora estaba recibiendo una quimioterapia dolorosa. Me vieron los especialistas más eminentes del país. Pero en mi fuero interno, estaba segura que me estaba enfrentando a la muerte.

Tenía un marido maravilloso, una casa preciosa, y dos hijos jovencitos para cuidar. Afortunadamente esto me llevó a descubrir hechos, algunos que sólo unos cuantos científicos conocían en aquella época.

Cualquiera que haya estado en contacto con el cáncer de mama, sabrá que hay ciertos factores de riesgo:

• Aumento de la edad

• Una temprana menarca (1ª regla antes de la edad habitual)

• Una menopausia tardía

• Un historial familiar de cáncer de mama

Todos estos factores están fuera de nuestro control. Pero hay muchos factores de riesgo que podemos controlar fácilmente. Estos riesgos controlables se traducen en simples cambios que todos podemos hacer en el día a día de nuestras vidas, para ayudar a prevenir o a tratar el cáncer de mama.

¡Mi mensaje es que incluso el cáncer de mama avanzado se puede VENCER porque YO LO HE CONSEGUIDO!

La primera pista para comprender lo que estaba causando mi cáncer de mama, vino de mi marido Peter, que también era un científico, cuando volvió de China y me empezaron a dar quimioterapia.

Me trajo postales y cartas, Como también unos asombrosos supositorios herbales, que mis amigos y colegas Chinos me enviaban. Me enviaron los supositorios como tratamiento para el cáncer. A pesar de la terrible situación, los dos nos echamos a reír mucho, y recuerdo haber dicho que si esto era el tratamiento del cáncer de mama en China, entonces no había que extrañarse que las mujeres chinas evitaran contraer la enfermedad!

Esas palabras hicieron eco en mi mente: ¿POR QUÉ LAS CHINAS NO CONTRAÍAN CÁNCER DE MAMA?

La enfermedad era virtualmente inexistente en toda China. Sólo una de 10. 000 mujeres moría de cáncer de mama, comparado con esa terrible cifra de una de 12 en el Reino Unido y aún peor, la media de una de 10 mujeres en la mayoría de los países occidentales, había una diferencia sustancial.

La cuestión no es que China sea un país más rural y con menor polución urbana. En Hong-Kong, que es altamente urbano, la tasa sube a 34 mujeres de 10. 000, pero sigue siendo mucho menor que en Occidente.

Las ciudades japonesas de Hiroshima y Nagasaki, tienen tasas similares a las de la de China, y hay que recordar que estas dos ciudades fueron atacadas en 1945 con armas nucleares, así que además de los cánceres relacionados con la polución, uno se esperaba encontrar casos relacionados con la radiación. Pues no, la conclusión que se puede sacar de estas estadísticas impacta. Si una mujer occidental tuviera que ir a vivir a la industrializada e irradiada Hiroshima, reduciría a la mitad su riesgo de contraer cáncer de mama.

Obviamente esto es absurdo: Me parecía obvio que algún factor del estilo de vida no relacionado ni con la polución, ni con la industrialización o medio ambiente, estaba incrementando seriamente las probabilidades de contraer cáncer de mama.

Entonces descubrí lo que causaba la gran diferencia de las distintas tasas del cáncer de mama entre países orientales y occidentales. NO ES UNA CAUSA GENETICA. La investigación científica mostró que cuando chinas o japonesas se trasladan a Occidente, en una o dos generaciones, su tasa de contraer cáncer de mama, se acerca a las tasas de la comunidad que les acoge.

Lo mismo ocurre cuando Orientales adoptan un estilo de vida completamente occidental en Hong-Kong. Para los chinos toda la comida occidental, incluyendo todo desde el helado, el chocolate hasta los espaguetis y queso, es "Comida de Hong-Kong" porque allí en la antigua colonia británica se podía encontrar todos esos alimentos, que escaseaban en la antigua China continental.

Por lo tanto me parecía lógico que lo que fuera que estaba causando mi cáncer de mama, y su gran incidencia en este país (Gran Bretaña) en general, tenía que ver con seguridad con el estilo de vida occidental.

Aquí hay un punto importante para los hombres también. He observado en mi investigación que mucho de los datos relacionados con el cáncer de próstata conducen a similares conclusiones.

Según los datos de la OMS (Organización Mundial de la Salud) el número de hombres contrayente de cáncer de próstata en la China rural es insignificante, pues el 0.5 de hombres de 10. 000. Cuando en Inglaterra, Escocia y Gales, sin embargo, esta cifra es 70 veces más elevada.

El cáncer de mama parece ser una enfermedad de la clase media, que ataca a los más ricos y a las clases socio-económicas más altas, aquellos que se pueden permitir comer alimentos ricos en calorías y en diversas sustancias.

Recuerdo haber dicho a mi marido: "Venga, Peter, acabas de volver de China ¿En qué diferencia el estilo de vida de China con relación al nuestro? ¿Por qué no contraen cáncer de mama?

Decidimos utilizar nuestro saber científico y utilizarlo con lógica. Estudiamos los datos científicos con relación a las grasas de la dieta. Investigadores habiendo descubierto, en los años 1980 que sólo un promedio del 14% de las calorías de la dieta de los chinos eran de grasa, comparado al 36% en la dieta occidental. Pero la dieta que yo había seguido durante años antes de tener el cáncer de mama era baja en grasa y alta en fibra.

Además, como científica, sabía que el comer grasa, en adultos, no ha sido probado que aumente el riesgo de tener cáncer de mama, en la mayoría de las investigaciones que siguieron a grandes grupos de mujeres durante una docena de años. Entonces un día algo especial ocurrió. Peter y yo hemos trabajado tanto tiempo juntos a lo largo de los años que no estoy segura quién de los dos dijo primero:¡Los chinos no comen productos lácteos!. . . "

Es difícil de explicar a una persona no-científica la repentina reacción mental y emocional que sientes cuando tienes la impresión de haber descubierto algo importante. Es como si tuvieses un montón de piezas de un rompecabezas en tu mente y que de repente en unos segundos, todos caen en su sitio y todo el cuadro está claro.

De repente recordé cuantos chinos eran físicamente incapaces de tolerar la leche. Como los chinos con quién había trabajado decían siempre que la leche era sólo para bebés, y como uno de mis buenos amigos siempre, con mucha educación, se negaba a comer queso en las cenas a las cuales estaba invitado.

No conocía ningún chino que llevando una vida tradicional china utilizara vaca ni productos lácteos para alimentar a sus bebés. La tradición era de utilizar una ama nodriza, pero jamás productos lácteos.

Culturalmente, los chinos encuentran nuestra preocupación occidental por la leche, muy extraña. Recuerdo haberme ocupado de una gran delegación china de científicos poco después del final de la Revolución Cultural en los años 1980.

El Foreing Office (Ministerio de Asuntos Exteriores del Reino Unido) nos aconsejó encargar un pudding que tuviera mucho helado. Después de haberse informado en qué consistía, todos los chinos, incluido el intérprete, con muy buenos modales, pero muy firmemente, rehusaron tomarlo, y no hubo manera de convencerlos de lo contrario. En aquel entonces nos alegramos todos pues, ¡pudimos tomar doble ración!

Descubrí que la leche es una de las causas de las alergias alimenticias. Más de 70% de la población mundial es incapaz de digerir el azúcar de la leche: la lactosa lo cual ha llevado a los nutricionistas a pensar que esto es la condición normal de los adultos, y no una deficiencia. Quizás la naturaleza está intentando decirnos que estamos comiendo un alimento equivocado.

Antes de tener cáncer de mama la primera vez, había comido muchos productos lácteos, como leche desnatada, queso y yogur bajos en grasa. Los había utilizado como mi principal fuente de proteínas. También comía carne picada, barata, magra de vaca, y ahora me doy cuenta que sería una vaca lechera.

Para soportar la quimioterapia que recibí por mi quinto cáncer, había estado comiendo yogur orgánico para ayudar a mi sistema digestivo a recuperarse y repoblar mi tubo digestivo con "buenas" bacterias.

Recientemente descubrí que allá por los años 1989 el yogur fue implicado en el cáncer de ovario. El Dr. Daniel Cramer de la Universidad de Harvard (USA) estudió a centenares de mujeres con cáncer de ovarios y les hizo detallar lo que comían. ¡Ojalá hubiese sabido de sus descubrimientos antes!

Siguiendo lo que yo y Peter habíamos descubierto con relación a la dieta china, yo decidí suprimir no sólo el yogur sino todos los productos lácteos inmediatamente. El queso, la mantequilla, la leche y todo aquello que llevaba productos lácteos los tiré a la basura. Es increíble cuantos productos, incluyendo sopas, galletas, pasteles comerciales contienen productos lácteos. Incluso algunas margarinas supuestamente de soja, girasol, o de aceite de oliva, para untar, llevan productos lácteos. Entonces empecé a leer con atención todas las etiquetas y la letra pequeña.

Llegados a este punto, estaba observando el progreso de mi quinto tumor canceroso con un compás anotando los resultados. A pesar del aliento y ánimo que me daban mis médicos y enfermeras, mis propias observaciones me decían la amarga verdad.

Mis primeras sesiones de quimioterapia no tuvieron ningún efecto. El tumor seguía del mismo tamaño. Entonces suprimí los productos lácteos. En sólo días el tumor empezó a encogerse Dos semanas después de mi segunda sesión de quimioterapia y una semana después de haber suprimido los productos lácteos, el tumor de mi cuello empezó a picarme. Luego empezó a ablandarse y a reducirse de tamaño. El tumor se hacía cada vez más pequeño.

Un sábado por la tarde, unas 6 semanas después de haber suprimido los productos lácteos de mi dieta, empecé a hacer una hora de meditación y luego palpé lo que quedaba del tumor. Ya no quedaba nada.

Sí, estaba muy acostumbrada a detectar los tumores cancerosos. Había descubierto mis 5 tumores yo misma. Le pedí a mi marido que palpara mi cuello. El tampoco encontró ningún tumor.

El jueves siguiente tenía hora con mi oncólogo en Charing Cross Hospital de Londres. Me examinó a fondo, sobre todo mi cuello donde estaba el bulto. Se maravilló:"¡No lo encuentro!", dijo. Ningún médico, por lo visto, se esperaba que nadie con mi tipo de cáncer al nivel que estaba (ya había invadido el sistema linfático) sobreviviera!

Mi especialista estaba tan feliz como yo. Cuando al principio discutí mis ideas con él, estaba comprensiblemente escéptico. Pero ahora utiliza mapas de China mostrando la mortandad por cáncer en China, en sus conferencias y recomienda una dieta sin productos lácteos a sus pacientes!

Ahora pienso que la relación entre los productos lácteos y el cáncer de mama, es similar a la relación entre el fumar y el cáncer de pulmón. Creo que identificando la relación entre el cáncer de mama y los productos lácteos y siguiendo una dieta específica para mantener la salud de mi mama y de mi sistema hormonal, me curó.

Fue difícil para mí, como lo podría ser para vosotras, el aceptar que una sustancia tan "natural" como la leche, pueda tener implicaciones tan tremendas para la salud. Revelaré los secretos de mi plan de acción revolucionario.

Extracto del libro "Your life in your hands" de la Prof. Jane Plant.
Editado por Virgin (UK)

La convicción de Jane Plant de que los productos lácteos pueden causar cáncer viene del complejo químico de la leche. Toda la leche de mama humana o de mamíferos, es un medio de transporte de cientos de componentes químicos. Es una poderosa solución bioquímica, especialmente para proveer las necesidades individuales del joven mamífero de la misma especie. Jane dice: "No es que la leche de vaca sea un alimento malo. Es un gran alimento, pero para terneros. No está destinado por la naturaleza para ser consumido por ninguna otra especie que no sea un ternero. Nutricionalmente es distinto de la leche materna humana y contiene tres veces más proteína y mucho más calcio".

La leche materna como la leche de vaca, contiene productos químicos destinados a jugar un papel importante en el desarrollo del bebé. Uno de estos productos -insulina factor de crecimiento: IGF-1- hace que las células se dividan y se reproduzcan.

IGF-1 es biológicamente activo en humanos, sobre todo en la pubertad, cuando el crecimiento es rápido. En chicas jóvenes, estimula el tejido de la mama para que crezca y mientras sus niveles son altos durante el embarazo, las hormonas prolactinas y estrógenos son también activas, ensanchando los tejidos de la mama y aumentando los conductos de la leche preparándola para amamantar.

Aunque la concentración y secreción de estas hormonas en la sangre son bajas, ejercen un efecto poderoso sobre el cuerpo. Todas estas hormonas están presentes en la leche de vaca. La composición del IGF-1 es idéntica ya sea en la leche humana o en la leche de vaca, pero sus niveles son naturalmente más altos en la leche de vaca. También se encuentran en la carne de vaca.

Altos niveles de IGF-1 en humanos son considerados un factor de riesgo para el cáncer de mama y la próstata. . Un estudio de 1998 de mujeres pre-menopáusicas, revela que aquellas que tienen los niveles más altos de IGF-1 en sangre, corrían casi tres veces más riesgo para desarrollar un cáncer de mama, comparadas con las mujeres con niveles bajos. Entre mujeres por debajo de los 50, el riesgo se multiplica por dos.

Otros estudios demuestran que altos niveles de IGF-1 en sangre en los hombres son un indicador importante de cáncer de próstata. Es interesante saber que, recientes medidas para mejorar la producción de leche ha aumentado los niveles del IGF-1 en las vacas. El IGF-1 en la leche y en la carne ¿podría causar su reforzamiento en humanos, sobre todo a lo largo de una vida, llevando a una división celular inapropiada?. . . Aunque producimos nuestro IGF-1, ¿podría ser que las cantidades en demasía que ingerimos de los productos lácteos producirían cáncer?

Jane Plant ya sabía que el medicamento tamoxifeno, de alto perfil, utilizado en el tratamiento del cáncer de mama, está pensado para reducir los niveles de IGF-1 que circula en sangre.

El IGF-1 no es destruido por la pasteurización, pero críticos argumentan que es destruido por la digestión, volviéndolo inofensivo. Jane piensa que la proteína principal de la leche, la caseína, evita que esto ocurra y que la homogenización, que evita que la leche se separe en leche y crema, podría aumentar aún más el riesgo de hormonas que provocan el cáncer así como otros productos químicos que alcanzarían la circulación sanguínea.

Ella también piensa que otros productos químicos de la leche de vaca pueden ser responsables de enviar señales equivocadas a los tejidos adultos.

¿Podría la prolactina liberada estimular la producción de leche en vacas, tener un efecto similar en tejidos de mama humana, provocando la misma respuesta y causando que las células se volvieran confusas, estresadas y empezar cometiendo errores, replicando su propio DNA? Estudios han confirmado que la prolactina favorece el crecimiento de las células de cáncer de próstata en cultivo.

Otra hormona, el estrógeno, Considerada uno de los principales factores de riesgo para el cáncer de mama, está presente en la leche en pequeñas cantidades. Pero aún niveles bajos de hormonas son conocidos por causar serios daños biológicos. Cantidades microscópicas de estrógenos en nuestros ríos, son suficientemente poderosas como para causar la feminización de muchos machos de diferentes especies de peces. Mientras los estrógenos en la leche no plantean un problema directo en los tejidos, pueden estimular la expresión del IGF-1 de donde resulta el crecimiento de un tumor a largo plazo.

Jane que ha encontrado cada vez más apoyo a sus teorías de parte de los especialistas, dice que ella no ataca a las teorías más ortodoxas. Ella intenta que su dieta sea un complemento de las mejores terapias que se puedan encontrar en la medicina convencional, y no una sustitución.

Puro, pero mortal. ¿es que la leche es potencialmente letal?

http://www.ostomyinterntional.org/June2000/1124.html

Dieta libre de productos lácteos y cáncer de mama/colon

¿Es que alguien tiene opiniones o experiencias con relación a los planteamientos de la Prof. Plant? La científica británica, Jane Plant, que cree que una dieta sin productos lácteos le ayudó a recuperarse de su cáncer de mama, habló con Katie Donovan.

Tentada por un pastelito de crema, te disuades de ello pensando lo malo que es el atascamiento de las arterias por la grasa. Optas por yogures desnatados y leche desnatada en tu té, felicitándote de tu sensato auto-control. Según un nuevo libro original, que habla del cáncer de mama (que mata 600 mujeres en Irlanda anualmente), los productos lácteos, que sean enteros o desnatados, deberían ser suprimidos de un día para otro del menú de todo el mundo. (Son también responsables del cáncer de próstata, así que de verdad quiero decir todo el mundo).

La Prof. Jane Plant, PhD, CBE, autora del libro "Your life in your hands" (Tu vida en tus manos), fue diagnosticada de cáncer de mama hace 13 años. Tenía 42 años y era una bioquímica con éxito (es ahora Jefe científico del British Geological Survey) y pensaba que llevaba una vida sana. No tenía un historial familiar de cáncer de mama. Descubrió que "sólo 5 a 10% de los cánceres de mama son resultados de genes heredados, y la enfermedad no siempre se manifiesta, aún en aquellas que llevan el gen mutado. "

Mareada por la jerga médica y helada de pánico, se apoyó en su entrenamiento científico para intentar entender como había desarrollado la enfermedad, y de cómo se podía curar.

Se puso a la dieta Bristol. Le hicieron una mastectomía (supresión quirúrgica de la mama), la irradiaron los ovarios (para provocar la menopausia y suprimir los estrógenos). Hizo muchas preguntas y mucha investigación. Pero no llegaba a nada.

Una noche, con su marido científico, se pusieron a darle vueltas al porqué de que en Occidente 1 de cada 10 mujeres contrae cáncer de mama (1 de cada 14 en Irlanda), mientras en China sólo 1 de cada 10.000 lo cogía. Y de repente la pareja tuvo la respuesta: "¡En China no comen productos lácteos! . . . ¡¡EUREKA!!"

Plant eliminó todos los productos lácteos (incluido los de cabra y oveja) de su dieta. Seis semanas después, su tumor había desaparecido. Cuando me encuentro con ella veo que es una mujer con aspecto joven a sus 55 años, bebiendo un té de menta y un sándwich de atún (sin mantequilla ni mayonesa). Se mantiene con su dieta sin productos lácteos y sigue sin cáncer.

Suprimiendo los productos lácteos de su dieta fue sólo parte de un plan sano que se había trazado durante su cáncer. También tomaba suplementos de ácido fólico y de zinc. Bebía agua filtrada y jamás consumía nada que estuviera envuelto, empaquetado en plástico (pthalates, producto químico nocivo, sale del plástico y penetra en los alimentos).

A pesar de todos sus esfuerzos fue únicamente cuando suprimió los productos lácteos que el cáncer desapareció. 63 mujeres que tenían cáncer de mama y que fueron a ella para pedirle consejo, también se curaron después de dejar de comer productos lácteos.

Entonces se preguntó: ¿pueden los productos lácteos, tan queridos de los británicos como de los irlandeses, sin hablar de los americanos cuyas dietas son del 40% en productos lácteos, tener un efecto tan letal? "La leche está prevista como el alimento perfecto para los animales recién nacidos. Ellos no pueden comer alimentos corrientes, dependen de la leche para desarrollarse y mantener la diferenciación celular funcionando. Pero la leche contiene productos químicos como el factor de crecimiento IGF-1, que los niños tienen de modo natural cuando son adolescentes, para ayudarles a desarrollar sus mamas. Este producto químico destinado a estimular el crecimiento de las células puede enviar la señal errónea al tejido de la mama adulta.

Ella cita estudios hechos en EE. UU. y Canadá en 1998 que encontraron que las mayores pre-menopáusicas, con el nivel de concentración más alto en sangre de IGF-1, tenían mucho más riesgo de desarrollar un cáncer de mama (estudios similares han encontrado una relación entre la IGF-1 y el cáncer de próstata). La medicación, tamoxifeno, recetado a las mujeres con cáncer de mama funciona, se piensa, reduciendo los niveles de la IGF-1 en sangre.

"Más del 70% de la población mundial es incapaz de digerir el azúcar de la leche: la lactosa", decía ella. "La intolerancia a la lactosa podría ser el sistema que tiene la naturaleza de avisarnos con tiempo que estamos comiendo un alimento equivocado. "La homogenización por lo visto sólo consigue que los productos químicos que favorecen el cáncer, lleguen antes a la circulación sanguínea".

Plant ha hecho sus deberes. "Estudios epidemiológicos han indicado una correlación positiva entre el consumo de productos lácteos y la aparición del cáncer de mama en áreas urbanas". Cita más datos de investigación para sugerir que los "estrógenos libres" encontrados en la leche de vaca entera, pasteurizada y comercializada, así como en la leche desnatada, pueden estimular la expresión de la IGF-1 y resultan indirectamente en un tumor a largo plazo!".

Hace una lista de dioxinas y otros productos químicos de medio ambiente que dañan, algunos de ellos cancerígenos, que a menudo

son liposolubles y terminan "particularmente concentradas" en la leche.

En cuanto al argumento que necesitamos productos lácteos porque contienen calcio, Plant cita lo que la OMS ha encontrado en sus investigaciones, a saber qué países que tienen una toma baja de calcio no tienen un aumento de osteoporosis. "Estudios científicos con relación a la absorción del calcio demuestran que sólo un 18 a 36% del calcio de la leche es aprovechada por el cuerpo".

Ahora que estamos convencidos ¿qué debemos de comer en lugar de los productos lácteos? Plant recomienda:

• Leche de soja (Todos no están de acuerdo. Ver más adelante)

• Té de hierbas, semilla de sésamo, tofu, nueces, pescado, huevos orgánicos

• Carne magra (no ternera picada, que puede ser vaca lechera)

• Mucha fruta y verduras frescas, orgánicas (ensaladas, zumos o ligeramente al vapor)

¿Pero cómo puede una mujer permitirse el tiempo y la energía para encontrar y preparar estos alimentos? Ella dice que tu prioridad debe ser los alimentos sanos y no basura. Pero alimentos orgánicos primero. Tu salud es más importante que un coche nuevo. De todas formas no lo encuentro demasiado caro. Lo que no compro son alimentos procesados, que esos, además, son caros".

Ni su marido ni sus dos hijos tienen problema para seguir su plan de comida. Y a pesar que ella viaja mucho por su trabajo, encuentra que se puede arreglar (incluye muchas pistas y trucos en su libro para saber qué llevarse en un viaje: leche de soja en polvo, bolsitas de té de hierbas, tabletas de algas para el yodo, etc. . .)

Está escribiendo un nuevo libro, una guía para la mujer ocupada que quiere mantenerse en buena salud. Aconseja un auto-examen a fondo y con frecuencia, de la mama.

Sobre todo, de cualquier modo, fue su investigación profesional como geoquímica sobre la relación entre la enfermedad y los micro elementos en el medio ambiental chino y coreano que la llevaron a descubrir el papel de los productos lácteos en el cáncer.

Plant empezó escribiendo "Your life is in your hands" para su hija Emma (ahora 25 años). La adolescencia de Emma fue dominada por el miedo de que su madre iba a morir. El título original del libro fue:"Lo que quiero que mi hija sepa", recuerda Plant. "Las 63 mujeres con cáncer de mama me animaron a publicar el libro. Al principio no quería sabe nada de ello. Sabía que me atacarían, pues la ciencia es un proceso, un sistema de adversarios".

Leslie Dungan

Dublín

http://www.alkalizeforhealth.net/Lnotmilk6.htm

http://www.members.tripod.co.uk/AllThingsChildren/MilkCáncer.htm

= =

Artículo que también puede encontrarse en:

The Daily Mail - UK (27 de Mayo 2000)Tomado del **Consejo General de Colegios de Médicos Naturistas de España**

www.medicos-naturistas.org/noticias3.html

Toda esta información fue extraída del siguiente link:
http://salud.ecoportal.net/content/view/full/64405

REFLEXIONES

El caso de Jane Plant, científica y profesional es muestra de que una correcta nutrición ortomolecular, puede solucionar problemas de salud como el cáncer. En este caso, se hizo el estudio sobre un alimento que es ingerido por todos tanto en su forma original como en sus derivados, la leche. El ser humano consume leche materna en los inicios de su vida, pero después continúa consumiendo leche de vaca, que obviamente fue creada para el consumo del ternero y no del ser humano.

Tanto la leche materna como la leche de vaca, poseen productos químicos como el IGF-1 que hace que las células se dividan y se reproduzcan.

El IGF-1 es biológicamente activo en humanos, sobre todo en la pubertad, cuando el crecimiento es rápido. En las mujeres estimula el tejido mamario para que crezca y sus niveles son altos durante el embarazo, preparándola para amamantar.

En conclusión: Los altos niveles de IGF-1 son normales durante el período de embarazo, pero no parece recomendable el consumo de leche ni productos derivados de ella ya que contienen altos niveles de este producto provocando la división de las células mamarias, multiplicándolas.

Estudios como este demuestran que los nutricionistas ortomoleculares, no están desencaminados cuando dentro de los alimentos que ellos rechazan están la leche y sus derivados.

Novedades en el tratamiento de la Esclerosis Múltiple

Por el Dr. Héctor E. Solórzano del Río

Profesor de Farmacología del CUCS de la Universidad de Guadalajara

Cada día aparece mayor evidencia científica que nos demuestra la influencia de los nutrientes sobre las enfermedades, especialmente la crónico-degenerativas. En el caso de la Esclerosis Múltiple, al medir los niveles de la vitamina B-12 y de la homocisteína (un aminoácido cuyo exceso es muy dañino) en la sangre y en el líquido cefalorraquídeo, en varios pacientes con este problema, se ha podido demostrar que presentan niveles superiores de homocisteína comparados con los niveles en personas sanas. Lo mismo podemos decir con respecto a la medición de los niveles de vitamina B-12. En los pacientes que sufren de Esclerosis Múltiple, los niveles son inferiores, tanto en sangre como en el líquido cefalorraquídeo, comparados con los niveles en sujetos sanos ("Homocysteine and Vitamin B-12 in Multiple Sclerosis"; Baig, Shahid, M. and Qureshi, G.: Biogenic Amines, 1995;11(6):479-485).

En diferentes universidades de todo el mundo, muchos investigadores han tratado de correlacionar varios patrones dietéticos con la distribución geográfica de la Esclerosis Múltiple. En uno de los estudios más recientes, se examinó la relación entre las tasas de mortalidad por la Esclerosis Múltiple durante el período que comprende entre 1983 a 1989 - obtenidas de 36 países - y la latitud y la ingesta dietética de grasa. Los resultados del estudio son muy elocuentes. Indicaron que una dieta rica en grasa saturada de alimentos animales y baja en lípidos marinos y ácidos grasos insaturados fue positivamente relacionada con la mortalidad por Esclerosis Múltiple.

Aunque también se encontró que la mortalidad por Esclerosis Múltiple se incrementa en las áreas arriba de una latitud de 30 grados al Norte, parece que los factores dietéticos cuentan mucho para esta incidencia aumentada. Por ejemplo, aunque Japón y partes de China están arriba de los 30 grados al Norte, la incidencia y la mortalidad por Esclerosis Múltiple es muy baja. Además, los resultados de este estudio son muy similares a otros estudios previos.

Las dietas altas en gluten y leche son mucho más comunes en áreas donde hay una alta tasa de Esclerosis Múltiple. A pesar de lo intrigante de estas asociaciones, la mayor parte de la investigación con relación a la Esclerosis Múltiple y la nutrición, se ha enfocado en el papel que la grasa dietética juega en la epidemiología y la etiología de la Esclerosis Múltiple.

Algunas de las primeras investigaciones centradas alrededor de la dieta y la Esclerosis Múltiple, trataron de explicar por qué las comunidades de granjeros de la parte de adentro de Noruega tienen una incidencia superior que las áreas cerca de la costa. Se descubrió que las dietas de los granjeros eran mucho más altas en productos animales y lácteos que las dietas de los habitantes de la costa. Se notó también que la dieta de los habitantes de la costa tiene niveles mucho más altos de pescado de agua fría. Puesto que los productos lácteos y animales son mucho más altos en ácidos grasos saturados y más bajos en ácidos grasos poliinsaturados que el pescado, varios investigadores comenzamos a explorar esta asociación en mayor detalle. En la actualidad, puedo decir que los estudios subsecuentes han observado una fuerte asociación entre la dieta rica en productos lácteos y animales y la incidencia de Esclerosis Múltiple.

Uno de los pioneros en el tratamiento nutricional de la Esclerosis Múltiple es el Dr. Roy Swank, Profesor de Neurología de la Escuela de Medicina de la Universidad de Oregón. El Dr. Swank comenzó a tratar pacientes exitosamente con una dieta baja en grasa, desde hace mucho tiempo.

Las recomendaciones nutricionales claves, según el Dr. Swank, son: 1) Una ingesta de grasa saturada de no más de 10 gramos por día. 2) Una ingesta diaria de 40 a 50 gramos de aceites poliinsaturados (la margarina y los aceites hidrogenados no están permitidos). 3) Al menos una cucharada diaria de aceite de hígado de bacalao. 4) Se permite la ingesta normal de proteínas y 5) El consumo de pescado, debe de ser de tres o más veces a la semana.

Se suponía que esta clase de dieta ayuda a los pacientes con Esclerosis Múltiple porque corrige la deficiencia de ácidos grasos esenciales y porque reduce la ingesta de grasas saturadas. En la actualidad, por todos los datos que se tienen, se cree que los efectos benéficos son probablemente el resultado de la disminución de la agregación plaquetaria, de la disminución de una respuesta autoinmune y de la normalización de los niveles disminuidos de los ácidos grasos esenciales que se encuentran en el suero, los eritrocitos, las plaquetas y tal vez - lo más importante - en el líquido cefalorraquídeo de los pacientes con Esclerosis Múltiple (Esparza

ML, Sasak Sand Kesteloot H: "Nutrition, latitude and Multiple Sclerosis: An ecological study": Am J Epidemiol 142:733-7, 1995).
Tomado de http://www.hector.solorzano.com/

Este trabajo realizado por el doctor Solórzano de la Universidad de Guadalajara (México), nuevamente muestra los peligros del consumo de ciertos alimentos, entre ellos los lácteos, aunque en el caso de la esclerosis múltiple parece ser más determinante la ingestión excesiva de grasas saturadas, que además de estar contenidas en los lácteos también forman parte de los alimentos de origen animal (carnes). Por otro lado, nos permite también darnos cuenta de los beneficios de una correcta alimentación y en patologías de una terapia nutricional acorde.

Esquizofrenia y biomedicina

TAMBIÉN VÉASE- www.healthfreedom.net

La esquizofrenia es una enfermedad marcada por alucinaciones visuales y aditivas. En algunos casos, incluso presenta ideas paranoicas. Se dice que afecta del 1% al 2% de la población mundial, sin embargo, pienso que este porcentaje es subestimado. Las voces que el esquizofrénico oye, comentarios frecuentemente despectivos sobre él. Interesante destacar que los esquizofrénicos son individuos de inteligencia muy alta. Muchos de ellos son escritores y artistas dotados. Por ejemplo, el escritor dotado Truman Capote.

En 1949, Henri Laborit, cirujano francés, trabajaba para desarrollar un compuesto antimalaria. En su investigación con los conejillos de Indias, notó que el compuesto nuevo que había desarrollado tenía efectos de sedación de gran alcance. La droga fue dada a 38 pacientes que sufrían de psicosis y se descubrió que calmaban sus comportamientos psicóticos. Esta droga que fue descubierta por accidente era el chlorpromazine, que también se conoce como thorazine, la primera de una serie de tranquilizantes importantes. Thorazine producía, de acuerdo a los estándares actuales, muchos efectos secundarios, incluyendo temblores, boca seca, impotencia, y aumento del peso. En la actualidad es utilizado, sobre todo para la gente de conducta violenta porque es rápido y eficaz. Ésta es generalmente la gran ventaja de tranquilizantes importantes y de la medicación psiquiátrica en general: acción y fuerza rápidas, que son una necesidad para el paciente. Para un psiquiatra nunca habrá una alternativa porque nada en la naturaleza actuará tan rápido como su medicamento. Sin embargo, las medicinas naturales pueden complementar y mejorar la eficacia de sus medicinas y eliminar muchos de los efectos secundarios indeseables. Los tratamientos para las enfermedades psiquiátricas con las medicinas naturales pertenecen a la psiquiatría orthomolecular.

Se encontró que la Niacina es beneficiosa para los esquizofrénicos

En 1952, el director de la investigación psiquiátrica para la provincia de Saskatchewan en Canadá, el Dr. Abraham Hoffer, comenzó el trabajo sobre esquizofrenia con el Dr. Osmond. Es importante destacar que el Dr. Hoffer era bioquímico antes de ser doctor en medicina por lo que él no se adhirió a un modelo médico. Hoffer y Osmond trabajaron con cientos de esquizofrénicos y descubrieron que tenían una cosa en común: deficiencia de Niacina. Entonces comenzaron a administrarles suplementos de Niacina (B3). Muchos mejoraron y otros no. Después agregaron algunos otros nutrientes y comenzaron un programa de suplementos que es el tratamiento estándar para la esquizofrenia en Canadá hoy en día. El trabajo del Dr. Hoffer y del Dr. Osmond se convirtió en la base para la teoría de Linus Pauling de la medicina orthomolecular. Cuando le preguntaron, al Dr. Hoffer, si sus ideas poco convencionales lo enfrentaron con estamento médico. El Dr. Hoffer contestó jugando, "Yo era el estamento médico". El Dr. Hoffer era el director de la investigación psiquiátrica para la provincia de Saskatchewan, una posición que llevó a cabo hasta hace poco. El Dr. Hoffer creía que el adrenocroma, un alucinógeno similar a L.S.D., secretado por las glándulas suprarrenales, causaba esquizofrenia. Él y el Dr. Osmond se inyectaron adrenocroma y tuvieron alucinaciones esquizofrénicas que fueron neutralizadas con la niacina. Linus Pauling acuñó el término de psiquiatría orthomolecular como resultado de trabajo del Dr. Hoffer y colaboraron en muchas investigaciones científicas después del estudio original del Dr. Hoffer. El uso de la niacina con otros nutrientes claves sigue siendo un tratamiento primario para la esquizofrenia en Canadá hoy, 54 años más tarde.

Reflexión

Investigaciones como esta, realizada por profesionales de la talla del Dr. Hoffer y del Dr. Osmond, demuestran que tratamientos basados en vitamina B3 y suplementados con otros nutrientes importantes pueden llegar a solucionar problemas de esquizofrenia y otros trastornos mentales.

El siguiente es un caso relatado por el Doctor Fred. R. Klenner

IV-POLIOMIELITIS de caso. Un muchacho de ocho años fue traído a mi oficina con una historia de haber tenido "la gripe" durante el periodo de una semana. Cuatro días antes de esta visita, él desarrolló fotofobia, conjuntivitis, dolor de garganta, dolor de cabeza, náuseas y vómitos. El dolor de cabeza era de tal intensidad que las dosis adultas de aspirina dadas por su madre no tenían ningún efecto. Mientras sobre la mesa de examen el muchacho se frotaba el cuello, o el lado izquierdo o sostenía su cabeza entre sus manos, pidiendo algo para acabar con su dolor. La fiebre era 104ºF. Él estaba sensible en la región lumbar y tenía una sensación molesta en el de tendón de la rodilla izquierda. Mientras en la oficina le dieron dos gramos (2000 mg.) de vitamina C intravenosamente.

El muchacho fue enviado al hospital local donde recibió, puntualmente, una segunda inyección de 2 gramos de la vitamina, que después le dieron cada cuatro horas. Seis horas después de que la terapia se iniciara el dolor de cuello se había ido, el dolor de cabeza se había aliviado completamente, él podía tolerar la luz de techo, sus ojos eran secos y la rojez definitivamente despejada. La náusea y vómitos habían desaparecido, la fiebre estaba abajo de 100.6ºF., y sentado encima de una camilla con un humor jovial mientras se tomaba un vaso de limonada. Fue dado de alta del hospital después de recibir 26 gramos de vitamina C en un período de 48 horas, clínicamente bien. La Vitamina C fue continuada oralmente 1500 mg. cada dos horas tomada con el jugo cítrico.

Este programa fue seguido durante una semana después de la cual se hizo un cambio a la Vitamina B1, 25 mg. antes de las comidas y antes de ir a dormir. Fue pasado a la vitamina B1 en vista de que McCormick (1938-1939) desarrolló la teoría de que las enfermedades inflamatorias y degenerativas del sistema nervioso son debido a una avitaminosis de esta vitamina en particular. La Vitamina B1 en estos casos debería ser seguida al menos tres meses ya que el tejido nervioso es lento en su recuperación.

Tomado de:

http://www.whale.to/v/c/klenner1.html

Reflexión

Este caso tratado clínicamente es muestra de que una correcta dosis de nutrientes esenciales puede eliminar la presencia de síntomas que no son identificados como propios de una enfermedad en particular.

Ácidos grasos omega 3, ligados a mayor densidad ósea en hombres

NUEVA YORK (Reuters Health) - Los ácidos grasos omega 3 ayudarían a fortalecer los huesos de los hombres jóvenes, según reveló un estudio.

Los participantes con los niveles más altos de omega 3 en la sangre a los 22 años tenían la mayor densidad mineral ósea y alcanzaron el pico de formación ósea al final de la adolescencia y a comienzos de la tercera década de vida, halló el equipo dirigido por el doctor Magnus Hogstrom, de la Universidad de Umea, en Suecia.

La cantidad de mineral óseo que las personas acumulan en la adolescencia y la juventud es un factor clave en el desarrollo futuro de una enfermedad debilitante de los huesos, la osteoporosis, escribió el equipo en American Journal of Clinical Nutrition.

Estudios en animales indicaron que los ácidos grasos omega 3, que están presentes en el pescado y en el lino, como en otras fuentes alimenticias, favorecerían la formación de los huesos y de su densidad, agregaron los expertos.

Para investigar si los ácidos grasos omega 3 influirían en la resistencia de los huesos, el equipo controló a 78 jóvenes, de 16 a 24 años. Les midieron la densidad mineral ósea en tres lugares del cuerpo durante el estudio y les controlaron los niveles de los ácidos grasos en la sangre cuando llegaron a los 22 años.

Los niveles más altos de omega 3 en la sangre, en especial el del DHA (ácido docosahexaenoico), estuvieron relacionados a los 22 años con una mayor densidad mineral del cuerpo y la columna vertebral. También mostraron una asociación con una mayor acumulación de densidad mineral en la columna entre los 16 y los 22 años.

Los ácidos grasos omega 3, destacaron los autores, influirían en la formación de los huesos al modificar el metabolismo del calcio o la formación de colágeno.

"Se necesitan más estudios para confirmar nuestros resultados e investigar aún más la relación entre los ácidos grasos poliinsaturados y la densidad mineral ósea", finalizó el equipo.

El estudio "se suma a una creciente evidencia de que los ácidos grasos omega 3 también son buenos para la salud de los huesos", escribieron en un artículo editorial sobre el estudio los doctores Chaim Vanek y William E. Connor, de la Oregon Health & Science University, en Portland.

FUENTE: American Journal of Clinical Nutrition, marzo del 2007

Reflexión
Este artículo demuestra que los ácidos grasos omega 3, no solo disminuyen el colesterol sino que también son capaces de aumentar la densidad ósea

ANEXOS

Un endulzante con grandes cualidades.

Por el Dr. Héctor E. Solórzano del Río

Coordinador de Medicina Ortomolecular del Centro de Estudios de Medicina Integradora de la Universidad Autónoma de Guadalajara y Presidente de la Sociedad Médica de Investigaciones Enzimáticas, A.C.

Como ya lo he mencionado en artículos anteriores, es muy importante evitar lo más posible, el consumo del azúcar refinado.

Pero eso tampoco significa que estamos condenados a llevar una dieta insípida. Por eso, es útil sentirse a gusto con algunos endulzantes naturales. Además de que para fines de la prevención y la curación de las enfermedades, es preferible usar los endulzantes más seguros.

Claro que aunque seguir una dieta con restricción calórica nos ayudará a vivir más y promover nuestra salud, no todos están dispuestos a soportar esta insipidez en sus hábitos alimenticios. Es un hecho completamente demostrado que el cambio de estilo de vida y el de una dieta sana influirá enormemente en la conservación de nuestra salud.

La mayoría de los médicos nutricionalmente orientados recomiendan evitar el consumo de endulzantes que pueden ser tóxicos. Tal es el caso de neotame, aspartame, sucralosa, acesulfame-k. Por otro lado, se pueden utilizar en algunas pocas ocasiones, la sacarina, los ciclamatos y los alcoholes-azúcares.

En caso de ser diabético, es muy importante trabajar de cerca con el médico tratante. Pero hemos podido constatar que muchos diabéticos pueden consumir con seguridad la stevia, pequeñas cantidades de regaliz y fructooligosacáridos.

La Stevia rebaudiana es un pequeño arbusto del norte de Paraguay. Florece en la tierra arenosa de este elevado terreno y puede crecer hasta una altura de 80 cm cuando madura totalmente. Los indios nativos de la tribu Guaraní habían usado las hojas de esta planta como un endulzante desde tiempos precolombinos, no fue sino hasta 1900 cuando el científico Ovidio Rebaudi en colaboración con el científico naturalista Sudamericano llamado Dr. Moisés Santiago Bertoni director del colegio de Agricultura en Asunción, descubren en esta planta un glucósido edulcorante que endulza 200 veces más que el azúcar refinado. El Dr. Bertoni anunció su descubrimiento en una revista botánica publicada en Paraguay. Le puso el nombre de Rebaudi a esta nueva variedad del género Stevia en honor del químico paraguayo.

Para 1913 la planta a la que Bertoni se había referido como rara y poco conocida se había hecho famosa y bien conocida.

La dispersión del fenómeno de la Stevia no se limitó solamente a Japón. Hoy también es cultivada y usada en muchos países fuera de Sudamérica, incluyendo China, Alemania, Malasia, Israel y Corea.

En Paraguay se han descrito numerosos beneficios medicinales atribuidos a la Stevia desde tiempos que datan de los indios paraguayos a los gauchos brasileños quienes describen una sensación maravillosa de bienestar después de tomar una bebida de mate endulzada con Stevia. (Third Brazilian Seminal on Stevia rebaudiana Bertoni, July 3-4, 1986)

En Brasil además de una amplia variedad de usos alimenticios aprobados, la Stevia está permitida como un sustituto del azúcar en productos dietéticos y en preparaciones dentales 6, y también ha sido usada ampliamente para mejorar la digestión.(Daniel B. Mowrey, Ph. D., Life with Stevia: How Sweet It Is, 10.)

Las propiedades únicas de la Stevia también la hacen ideal para un enjuague bucal y pasta dental, puesto que algunos estudios han indicado que realmente podría reducir las caries al retrasar el crecimiento de la placa en la boca. (Ruth Winter; A Consumer´s Dictionary of Food Additives, 420).

Las propiedades antimicrobianas de la Stevia son algo que la hacen óptima para productos dentales. Las pruebas demostraron que puede inhibir el crecimiento de bacterias tales como el streptococcus mutans (Dr. Wewitt G. Fletcher, Jr., The sweet Herb of Paraguay: Chemurgic Digest, 7, July-August, 1955). Aquí otra vez podemos ver el dramático contraste entre el azúcar la cual promueve la caries dental y la Stevia que la impide.

La Stevia también se puede utilizar para cocinar. Una de las pocas recetas para las cuales no está recomendada la Stevia es al hacer panes de levadura. La levadura necesita ser activada por los azúcares, de otra manera el pan no se elevará. También uno notará que los productos de panadería hechos con Stevia no se doran como las galletas o los panes sin levadura tradicionalmente endulzados.
Se estima que hay más de 80 especies de Stevia que crecen en forma silvestre en el continente americano. De todas ellas, solamente la Stevia rebaudiana y otra especie ya extinta parecen poseer la dulzura natural que las distingue.

Inclusive se sabe que en los años 50´s algunos médicos Paraguayos usaban la Stevia rebaudiana en bebidas con mate para el tratamiento de la diabetes. El secreto de la Stevia yace en una molécula compleja llamada Steviósido, que es un glucósido compuesto de azúcar, soforosa y steviol. Hay otro glucósido llamado rebaudiósido. Son estas moléculas complejas y un número de otros compuestos relacionados los que hacen que la Stevia sea extremadamente dulce. La planta de la Stevia en su forma natural es aproximadamente de 10 a 15 veces más dulce que el azúcar de mesa común. Los extractos de Stevia en la forma de steviósidos pueden estar en el rango de 100 a 300 veces más dulce que el azúcar de mesa. Además, la Stevia no afecta el metabolismo del azúcar sanguíneo según la mayoría de los expertos.

Además varios diterpenos y triterpenos han sido separados de las hojas así que la Stevia contiene esteroles, betasistesterol y stigmasterol. Se ha extraído un total de 31 aceites esenciales de las hojas además de varios taninos.

La planta de la Stevia también ha sido examinada como una posible fuente de hormonas de crecimiento herbolarias o gibberellinas y glucósidos flavonoides. Mientras que los niveles de flavonoides fueron bajos en relación a los niveles de glucósidos dulces, un estudio realizado en 1983 por Rajbhandari y Roberts demostró que las hojas de Stevia contienen campferol, apignina, luteolina, cuercitrina, dos formas de coercitina y centaureidina. También un estudio en la Universidad de Tokio realizado en 1982 demostró que varias gibberellinas podrían ser producidas del steviol y sus derivados a través del metabolismo por el hongo gibberella fujikuroi. Un estudio en 1976 por Valio y Rocha ha demostrado que el steviol solo, tiene una actividad parecida a la gibberellina al estimular el crecimiento de las lechugas, los pepinos y los frijoles.

El usuario más grande sigue siendo Japón en donde se comenzó a cultivar las plantas de Stevia en 1954. Cuando el gobierno japonés prohibió ciertos endulzantes artificiales debido a asuntos de la salud en los años 60s, el uso de la Stevia como una alternativa natural se incrementó dramáticamente. El uso de la stevia también ha aumentado debido a asuntos de la salud de los consumidores japoneses hacia la sucrosa, relacionados con la caries dental, la obesidad y la diabetes. Para 1987 se cultivaron 1, 700 toneladas métricas de hojas de stevia que rindieron un estimado de 190 toneladas de extracto steviósido. Para 1988, los extractos de stevia han capturado 41% del mercado edulcorante de alta potencia en Japón. La mayoría de este material fue procesado a través de 11 principales manufactureros de stevia que han formado colectivamente la asociación de stevia de Japón.

De hecho, una investigación clínica publicada en la Revista Brasileña de Medicina demostró que la Stevia rebaudiana en realidad aumentó la tolerancia a la glucosa (Braz J Med Biol Res 1986, 19(6), 771-4, Curi R. Alvarez). No hay reportes en la literatura médica de algún efecto adverso por usar la Stevia. Se reconoce que tiene un amplio margen de seguridad. En Japón se consumen hasta 100 toneladas métricas al año donde tampoco se han reportado reacciones adversas.

En Septiembre de 1995 la FDA (Agencia americana de Drogas y Alimentos) aprobó a la Stevia como un complemento dietético. Una vez se realizó un estudio muy interesante en Brasil donde se mostró una disminución del 9.5 % en las presiones sanguíneas diastólica y sistólica en un grupo de sujetos con una edad de entre 20 y 40 años. Según algunos expertos, la irregularidad en la presión sanguínea puede deberse a un pobre metabolismo de los carbohidratos (Sears, Barry, Zone, p.23). Todos los carbohidratos simples que consumimos hoy día lo mismo que los endulzantes artificiales tienden a confundir al páncreas, creando así un estado de desequilibrio.

Los niveles apropiados de azúcar en la sangre son importantes para la claridad mental, la generación de energía, la recuperación muscular y el metabolismo adecuado de las grasas. Al agregar la

Stevia a nuestra dieta, ayudamos a que nuestro cuerpo pueda equilibrar mejor los niveles de azúcar en la sangre.

En pocas palabras, la Stevia rebaudiana puede ser útil para lo siguiente:
- Substituto de azúcar
- Substituto de endulzantes artificiales
- No engorda
- Se puede combinar con otros endulzantes
- No produce caries dental
- Se puede usar para cocinar.

15 principios que Identifican el

Espíritu Ortomoleculari [xv]

1. Las ortomoléculas son la base del diagnóstico y tratamiento médicos. El conocimiento del uso seguro y efectivo de los nutrientes, enzimas, hormonas, antígenos, anticuerpos y otras moléculas presentes en la naturaleza son esenciales para asegurar un standard razonable de eficacia en la práctica médica.

2. Las ortomoléculas tienen un riesgo bajo de toxicidad. Los fármacos tienen un mayor riesgo y son por lo tanto la segunda escogencia si hay un tratamiento ortomolecular alternativo.

3. Los exámenes de laboratorio no son siempre precisos y las pruebas en sangre no reflejan necesariamente los niveles de nutrientes dentro de los órganos y tejidos; especialmente en el sistema nervioso. La prueba terapéutica y la titulación de dosis a menudo son más prácticos.

4. La individualidad bioquímica es un precepto central en medicina ortomolecular. Por lo tanto, encontrar la dosis óptima de nutrientes es un asunto práctico. Las megadosis, o dosis mayores de lo normal, son a menudo efectivas pero solo pueden determinarse por pruebas terapéuticas. La titulación de dosis es necesaria en casos que no respondan.

5. Los Requerimientos diarios mínimos (RDA) del Consejo de Alimentos y Nutrición de los Estados Unidos son aplicables a sujetos sanos normales. Por definición, los pacientes enfermos no son sanos o normales y no se adecuan a estos requerimientos.

6. La contaminación ambiental del aire, agua y alimentos es común. La búsqueda de contaminantes tóxicos está justificada y es necesario un alto índice de suspicacia en todos los casos.

7. La salud óptima es un reto de toda la vida. Las necesidades bioquímicas cambian y nuestras prescripciones ortomoleculares deben cambiar basadas en seguimientos, exámenes repetidos y pruebas terapéuticas para permitir un ajuste fino de cada prescripción y proveer un grado de salud que antes no era posible.

8. Los trastornos relacionados con nutrientes son siempre tratables y las deficiencias son siempre curables. Ignorar su existencia es equivalente a una mala práctica.

9. No permita que el derrotismo médico impida una prueba terapéutica; las enfermedades hereditarias a menudo responden al tratamiento ortomolecular.

10. Cuando se sabe que un tratamiento es seguro y posiblemente efectivo, como en casos de terapia ortomolecular; es mandatorio una prueba terapéutica.

11. Los pacientes son usualmente confiables. El paciente debe escuchar su cuerpo. El médico debe escuchar a su paciente.

12. Negar al paciente información y acceso al tratamiento ortomolecular es negarle la posibilidad de escoger otros tratamientos.

13. Entere al paciente de su estado. Muéstrele información y estudios. Respétele su derecho de libertad de escogencia en

medicina.

14. Lleve al paciente a darse cuenta que la salud no es meramente la ausencia de enfermedad sino el logro positivo de la optimización de sus funciones y su bienestar.

15. La esperanza es terapéutica y las terapias ortomoleculares son una valiosa fuente de esperanza. Esto es ético en tanto no haya falsedad o deformación de los hechos.

http://www.homeopatia.ws/Medicina_ortomolecular.htm

http://www.kreonweb.com/seno/PAGES/FINES.asp

S.E.N.O.,es una institución de carácter profesional fundada en Junio de 2000, aunque sus fundadores están avalados por más de 25 años de experiencia en la aplicación de esta terapia natural.

Promovemos la investigación dando a conocer nuevas posibilidades dentro de las terapias naturales. Nuestro contacto permanente a través de este tiempo con las diferentes sociedades científicas de nutrición ortomolecular a nivel europeo y americano principalmente, nos ha mantenido actualizados en cuando a la aplicación de métodos y la obtención de resultados.

Desde su creación hemos venido desarrollando acciones con el fin de satisfacer las necesidades del asociado: Formando un cuerpo de profesores de Nutrición Ortomolecular, elaborando cursos de formación continuada para todos los asociados, mesas de trabajo y seminarios.

Todos sabemos que grandes investigadores como Abraham Hoffer, Linus Pauling o Richard Paswater realizaron importantes trabajos que dotaron de nuevas perspectivas al área de la nutrición.

En la actualidad, en la mayoría de los países europeos y en EE.UU., la Nutrición Ortomolecular tiene un peso específico muy importante dentro del mundo científico. Podemos tomar como ejemplo la Sociedad Internacional de Nutrición Ortomolecular con sede en Toronto, o el Instituto Linus Pauling en Oregon, que realizan frecuentes investigaciones, editan trabajos y disponen de una revista especializada para su divulgación.

Posiblemente en España no se aplique debidamente ni de forma masiva este tipo de terapia por falta de medios que proporcionen información actual sobre la materia, lo que provoca una deficiencia en cuanto a elementos indispensables para su correcta aplicación.

En este momento la Sociedad Española de Nutrición Ortomolecular promueve la investigación, dando así a conocer nuevas opciones dentro de las terapias alternativas, organiza cursos, mesas de trabajo, seminarios, conferencias, traducción de trabajos editados de interés para los asociados, y todas aquellas actividades tendentes a ampliar conocimientos dentro de este interesante ámbito de la nutrición. Esta Sociedad edita un boletín especializado, con fines didácticos y divulgativos.

Por otro lado, esta Sociedad está en contacto con otras entidades como la Sociedad Internacional de Nutrición Ortomolecular, con la finalidad de colaborar y mantener una información actualizada que permita estar al día sobre los últimos avances técnicos y científicos.

CONCLUSIONES

Es por todos conocido que la nutrición en la actualidad es un tema de interés público, no solo por los resultados observados de una mala nutrición si no por convertirse en un tema de salud pública en muchos países.

En cuanto a la correcta nutrición hay muchos tipos y tendencias, una de ellas es la nutrición ortomolecular, cuya base teórica establece proporcionar al organismo los nutrientes necesarios para su correcto funcionamiento, eliminando el consumo de productos lácteos, productos procesados, azúcar, grasas trans y grasas saturadas.

Este tipo de nutrición es más que eso, es un hábito alimenticio que garantiza buena salud. Estudios científicos demuestran que la nutrición ortomolecular es capaz de aliviar enfermedades tan severas como esquizofrenia. Otro ejemplo muy importante es la reducción del cáncer, enfermedad que ha sido bandera de lucha para muchos científicos, médicos y pacientes.

Una dieta ortomolecular es sencilla, se basa en el equilibrio de proteínas, lípidos y carbohidratos, acompañados de vitaminas, minerales y oligoelementos.

El diagnóstico de deficiencias de cualquiera de los nutrientes esenciales es, quizás, hasta visible, lo importante aquí es contar con la guía y conocimiento de un especialista en nutrición ortomolecular.

CONTENIDO

BIBLIOGRAFÍA

Cervera, Cala (2003). La Nutrición Ortomolecular. Revoluciona tu salud con la medicina del siglo XXI (2ª Edición)
   Barcelona, España. Ediciones Robinbook

Hoffer, Abraham y Walter, Morton (1998). La Nutrición Ortomolecular (1ª edición)
Barcelona, España. Ediciones Obelisco S.L.

Hernández Ramos, Felipe (2005). Que tus alimentos sean tu medicina(3ªEdición)
   Barcelona, España. RBA Libros, S.A.

Requejo, Ana M. y Ortega, Rosa M. (2003). Nutriguía. Manual de Nutrición Clínica en atención primaria (1ª Reimpresión)

Madrid, España. Editorial Complutense.

Diccionario Mosby Pocket (2004) (1ª Edición)
Madrid, España . Elsevier España, S.A.

http://www.whale.to/v/c/klenner1.html

http://www.homeopatia.ws/Medicina_ortomolecular.htm

http://www.alimentacion-sana.com.ar/

http://www.kreonweb.com/seno/PAGES/FINES.asp

http://www.dsalud.com/numero84_1.htm

www.vidasana.org

http://www.nlm.nih.gov/medlineplus/spanish/ency/article/002468.htm

http://www.ific.org/sp/publications/qa/transqasp.cfm

http://www.teletica.com/archivo/buendia/nutricion/grasas.htm

http://www.univision.com/content/content.jhtml?cid=561027

http://www.cfsan.fda.gov/~dms/stransfa.html

http://www.dpaslac.org/?c_ID=155&catID=&PHPSESSID=d34482e2f8641310c3142d4ade5f2e03

http://www.lindisima.com/ayurveda/stevia.htm

http://geosalud.com/NutricionOrtomolecular/nutricioncelular.htm

http://www.inha.sld.cu/vicedirecciones/guia_6.htm

http://www.zonadiet.com/nutricion/vitaminas.htm

http://es.wikipedia.org/wiki/Vitamina

http://www.ivu.org/spanish/trans/vsuk-zinc.htm

http://www.mifarmacia.es/producto.asp?Producto=../contenido/articulos/articulo_nu_vitaminaC_y_bioflavonoides

http://www.todo-ciencia.com/biomedicina/0i99875700d990208136.php

http://www.lenntech.com/espanol/tabla-peiodica/Mn.htm

Con este libro no se pretende en ningún momento reemplazar a un especialista, sino dar apoyo informativo sobre la corriente que abarca la nutrición ortomolecular y los diferentes complementos nutricionales que en ella se aplican

Aconsejamos darle a la nutrición el respeto que merece y en cualquier caso acudir a un especialista que pueda ampliar la información y dar consejos adaptados a cada caso.

———————————————————